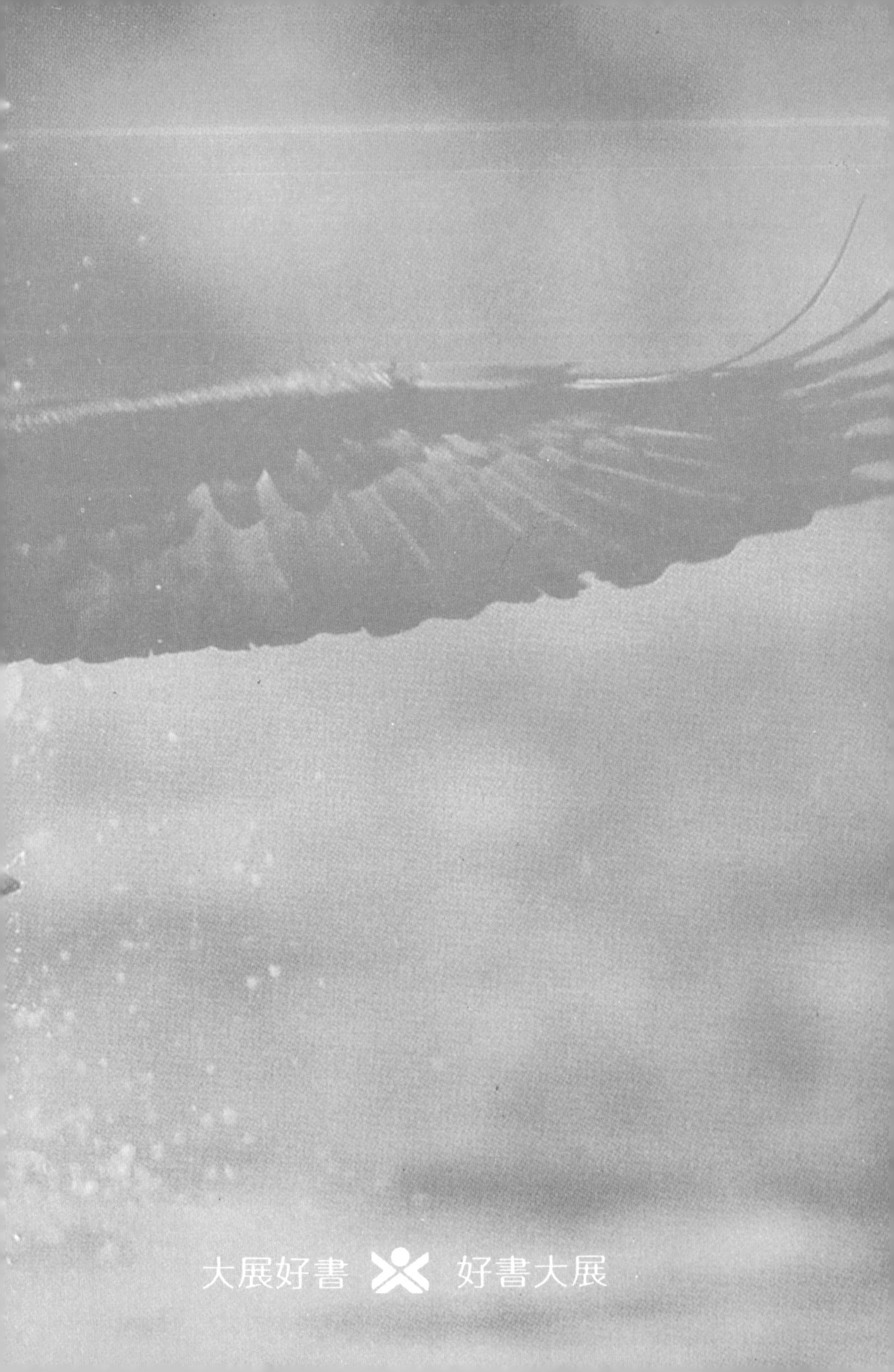
大展好書 好書大展

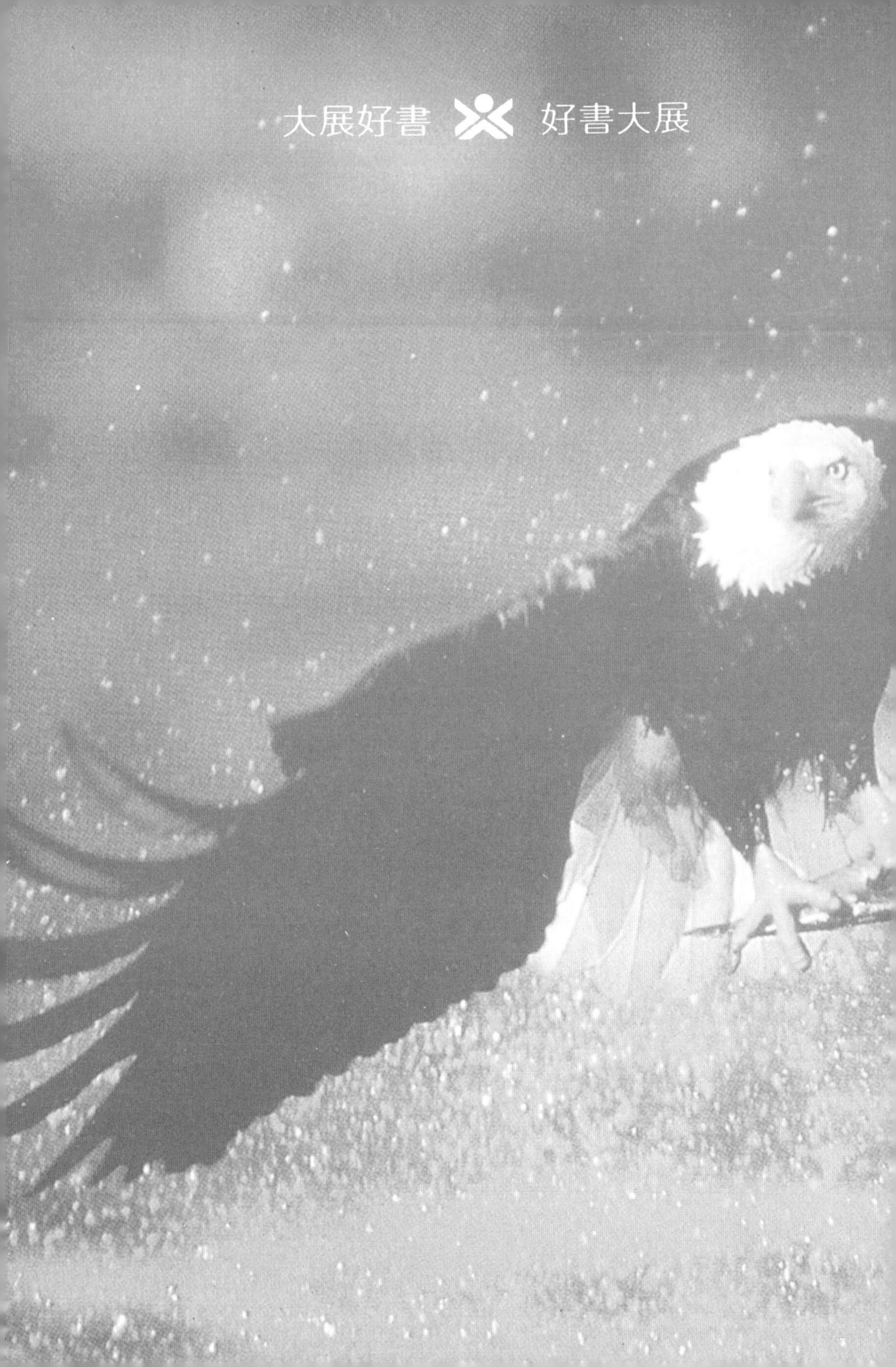
大展好書　好書大展

家庭醫學保健
72

水中漫步健康法

北關東伊特曼游泳教室集團／編著
野村武男／主編
劉 小 惠／譯

大展出版社有限公司

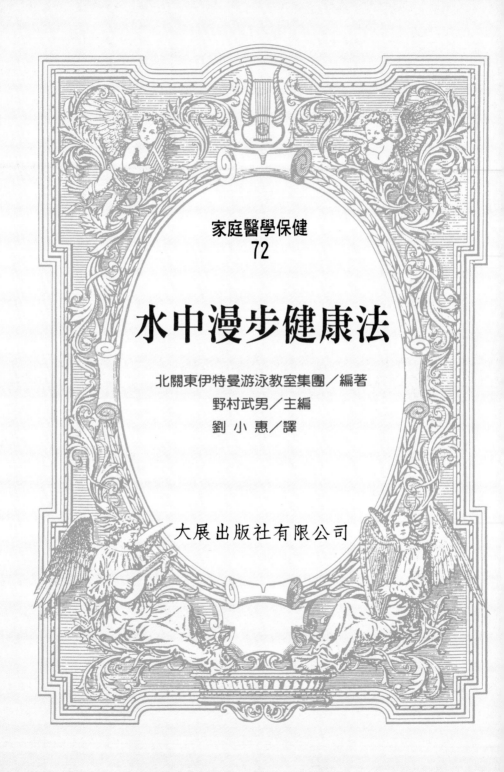

創造健康....

水中漫步是藉著水的浮力或阻力等，能夠輕鬆完成有效的運動。不會游泳的人也可以進行，深具魅力。

首先要學會基本動作！

伸展運動的基本動作

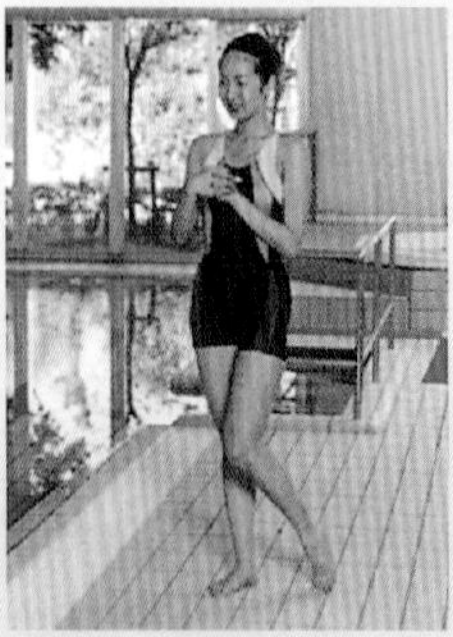

放鬆手腕與腳脖子關節

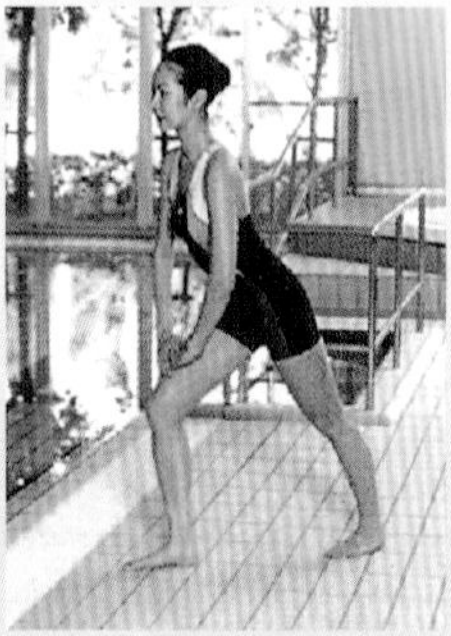

伸直小腿肚

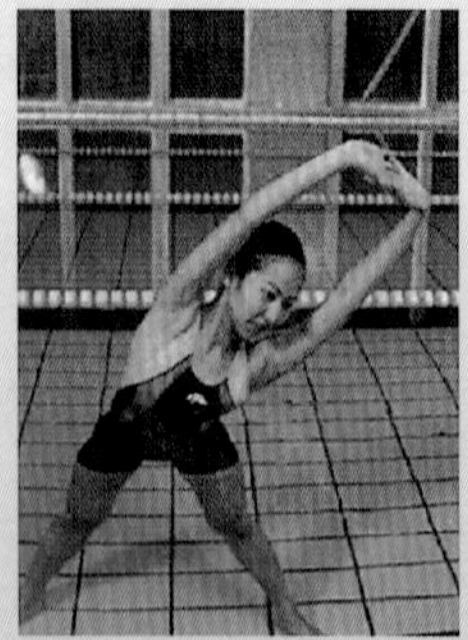

伸展側腹肌肉

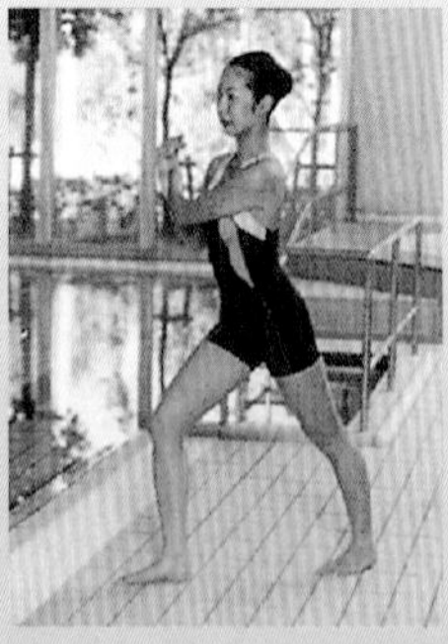

伸展跟腱、肩膀與手臂肌肉

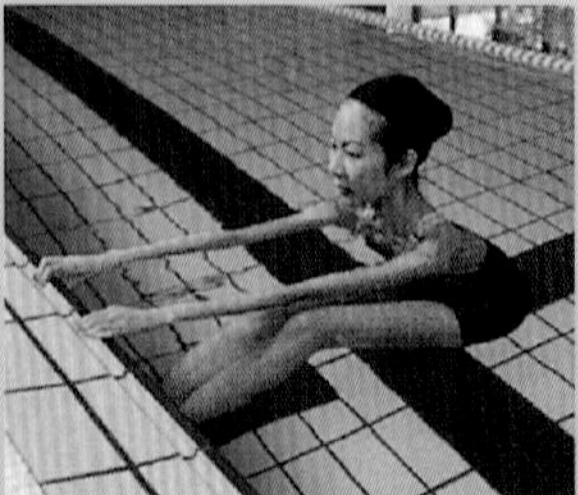

伸展背部、臀部、大腿內側肌肉

●為了避免發生問題，運動之前一定要做伸展運動。水中漫步是從在水中走路開始。重點是先學會基本動作。

利用水中漫步

最適合預防與改善肥胖或腰痛、生活習慣病(糖尿病、高血壓、高血脂症等)的運動，就是水中漫步。

水中漫步的基本動作

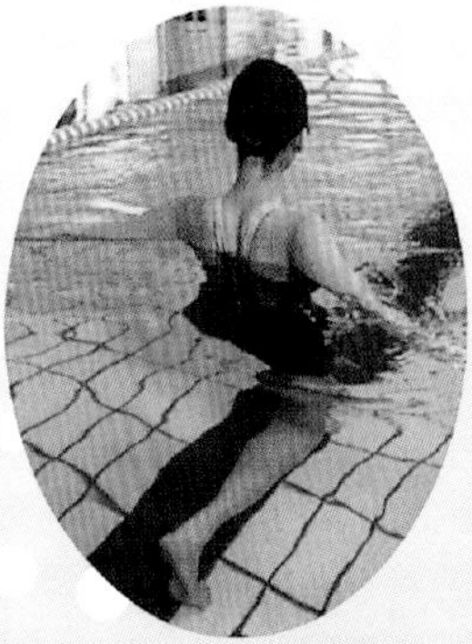

後進步行

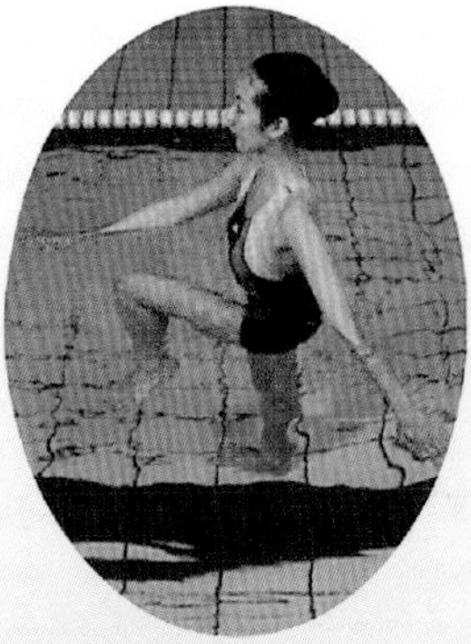

前進步行

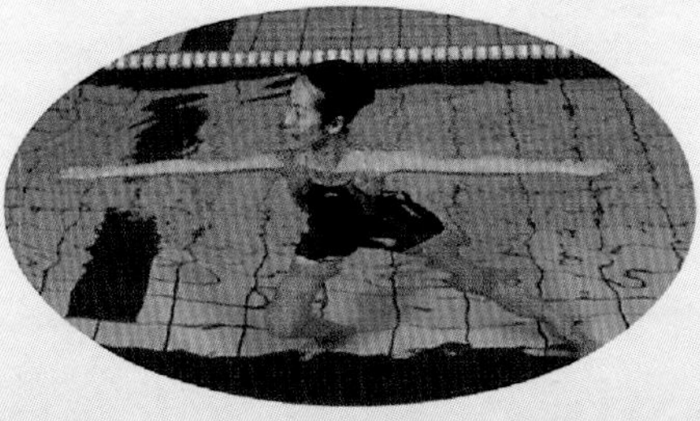

橫　跨

向前跳
殭屍跳動作

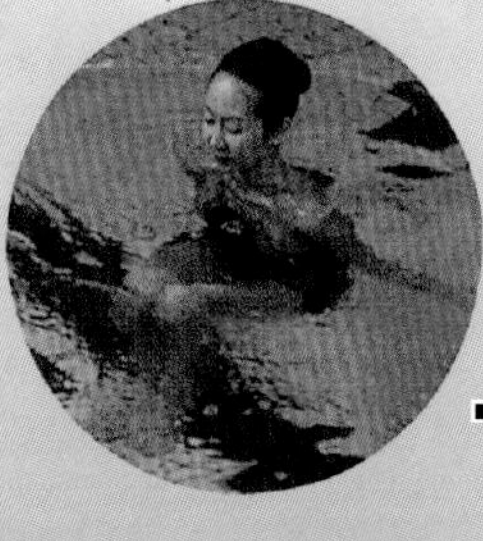

➡

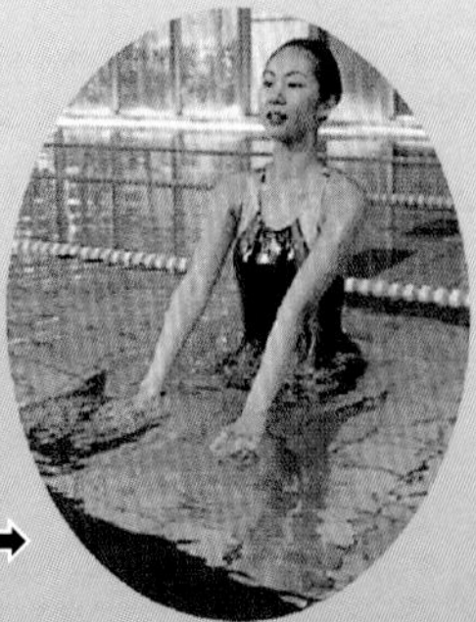

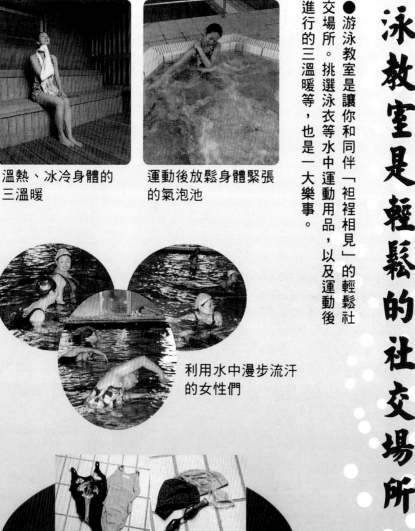

游泳教室是輕鬆的社交場所

●游泳教室是讓你和同伴「袒裎相見」的輕鬆社交場所。挑選泳衣等水中運動用品，以及運動後進行的三溫暖等，也是一大樂事。

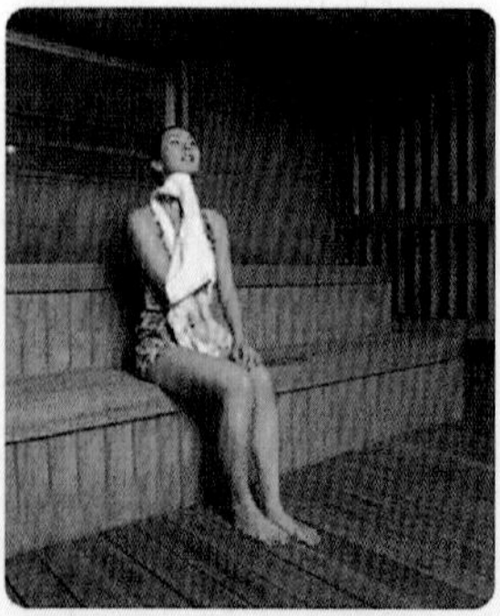

溫熱、冰冷身體的三溫暖

運動後放鬆身體緊張的氣泡池

利用水中漫步流汗的女性們

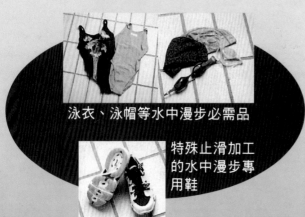

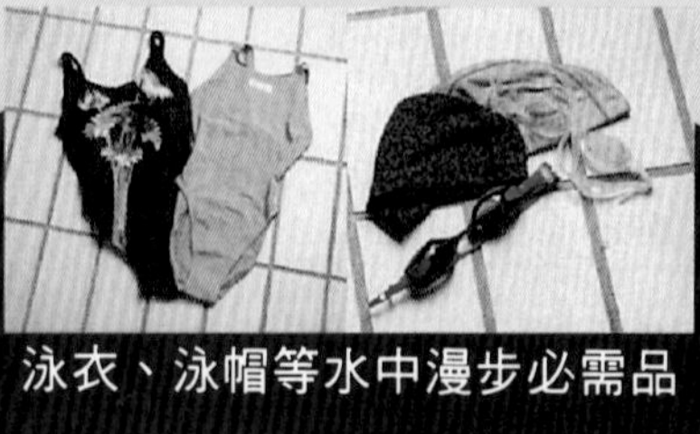

泳衣、泳帽等水中漫步必需品

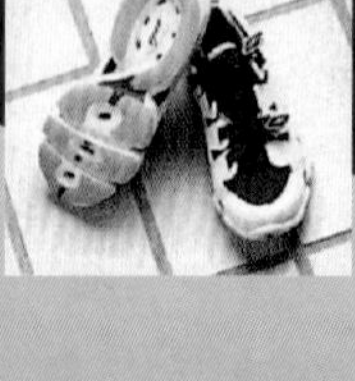

特殊止滑加工的水中漫步專用鞋

前言

國內已經步入高齡化社會了，如何過著充實的老年生活備受關心。現代人對於健康的關心度很高，隨著年齡增長而臥病在床的狀態，或是義大利麵症候群（為了維持生命而將許多管子插入體內的狀態）的生存方式，是大家都敬而遠之的。

如何維持生活品質（ＱＯＬ）同時擁有豐富的生活，是現代一大課題。答案當然是擁有健康的身心。實際上，目前無法完全符合理想。

所謂健康，不受傷、不生病等預防工作當然非常重要。基於這個觀點，游泳教室與健身房等在全國各地非常普及。水中運動是藉著水的特性（浮力、阻力、水壓、水溫），無論年輕人或老年人，任何人都能輕鬆進行的運動。最適合用來預防生活習慣病。

本書詳述水中運動的基本理論與相關應用知識。希望能夠幫助讀者創造健康。同時，也希望對於將來的國內社會有所貢獻。

筑波大學教授　野村　武男

水中漫步健康法

・目錄・

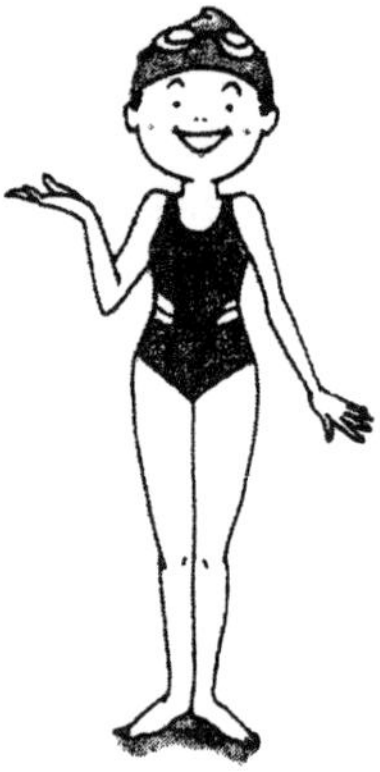

第3章 實踐水中漫步

第4章 增進及改善健康的運動法

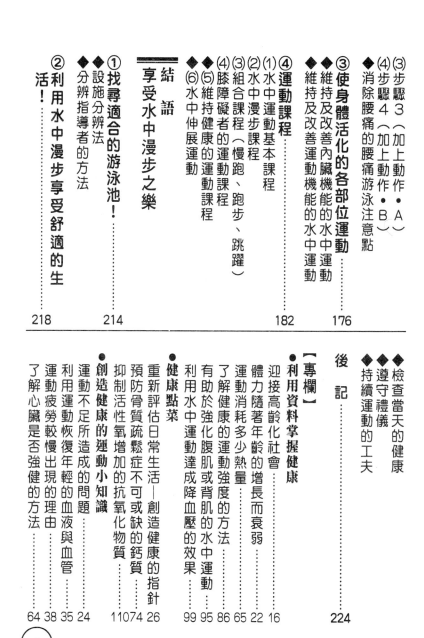

結語　享受水中漫步之樂

【專欄】

●**體驗談**

序　章　創造充滿活力的老年生活

隨著年齡的增長，三十、四十歲層就發現體力不斷衰退。

現在開始注意健康。

如果不運動，

就無法擁有美好的老年生活。

人生平均有八、九十年。為了使長久的生活豐富、快樂，究竟需要什麼？

1 體力減退、運動不足的問題在哪裏？

◆創造健康的身體，保護自己免於疾病的傷害

世界衛生組織（ＷＨＯ）對於「健康」的定義如下。

「所謂健康，並不只是不生病，而是能以積極的態度處理事物，是指精神及肉體和社會的適應狀態。」

也就是說，擁有每天都很有元氣活動的身體。該怎麼做才好呢？平常就應該創造一個清爽、健康的身體。

醫學上所謂「特定病因論」的說法，就是指疾病一定有某種原因存在，只要去除原因就能治癒疾病。但是，現代人罹患的許多**生活習慣病**並不符合這項理論。因爲生活習慣而產生的糖尿病等，很難特定出原因。

該如何預防生活習慣病呢？只能依賴「預防醫學」了。生病或需要

世界衛生組織 有關保健工作，國際間相互合作的聯合國專門機構。總部在日內瓦。

生活習慣病 糖尿病、心臟病、腦中風、肝障礙等，中高年齡後發病傾向較高的疾病。過去稱為成人病。

醫生治療之前，一定要努力不讓自己生病，也就是要維持健康的身體。

◆慢性運動不足會加速身體衰弱

隨著年齡的增長，許多人都察覺體力衰退了。原因不僅是老化，活動身體的機會減少也會導致體力衰退。

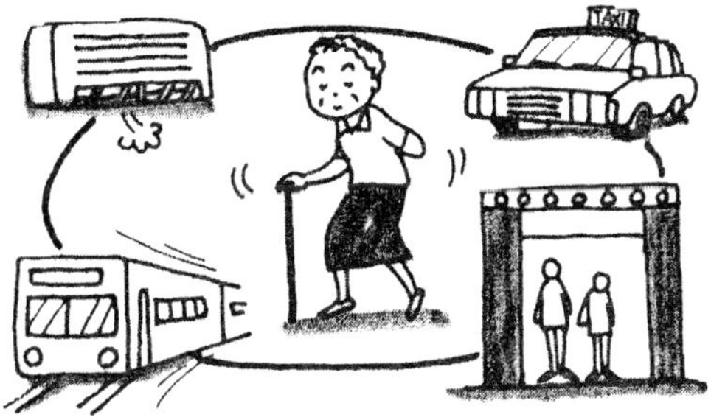

現代人的生活非常舒適便利。夏天有冷氣、冬天有暖氣，使得原本可以應付氣溫變化而改變全身代謝、保持健康的身體機能喪失了。此外，因爲交通工具的發達，造成現代人因爲運動不足而出現許多「運動不足病」。

成爲現代問題的疾病或健康上的課題，幾乎不再是老化問題，而是現代生活造成的身體機能衰退，才是主要原因。

因此，如果現在不謀求預防對策，幾年後你就會生病，或是必須過著不自由的生活。

如果不改善運動不足的問題，則到了二〇一五年時，臥病在床的老人將會增加為現在的二・五倍。

2 要如何避免臥病在床？

◆四分之一臥病在床者，都因整形外科疾病而引起

目前國內有無數臥病在床的老人，其中四分之一來自整形外科的疾病。例如，股關節活動範圍狹窄，逐漸變成無法步行；因爲跌倒而骨折、罹患**骨質疏鬆症**等而步行困難等，因而臥病在床。

若是因爲整形外科的疾病而臥病在床時，可以藉著預防或復健來加以改善。如果能夠改善，也許可以使得持續升高的醫療費用減少百分之十五。也就是說，由防止臥病在床方面謀求對策，才能迎向真正的高齡化社會，至少可以減少醫療費用。具體而言應該怎麼做呢？

骨質疏鬆症
停經後女性較常見的疾病。骨骼出現疏鬆狀態，容易骨折，也是腰彎曲的原因。

◆適合年齡、體力的運動能夠防止臥病在床

能夠有效防止臥病在床的就是運動。高齡者並不是所有運動都可以進行，必須將重點擺在維持身體的機能，否則運動反而會造成傷害。

例如，如果不考慮年齡，突然從事劇烈運動，則可能會因爲骨折而導致臥病在床，反而出現負面的影響。原本爲了健康而開始運動，結果卻造成傷害，那就沒有任何意義了。

因爲運動引起傷害的例子不勝枚舉，像慢跑等都是。當然，不能因此就認爲慢跑很危險。不過，一旦身體老化時，如果不服老而向劇烈運動挑戰，那就非常危險了。

許多人認爲「我還年輕」，也有不少人認爲「我比同年齡的人更有體力」。但是，老化的確是所有人類都無法避免的現象。光憑自己的想像活動身體，實際上卻因爲肌力衰退、關節活動範圍狹窄等，不再像過去一樣擁有敏捷的動作。只要過於勉強，身體立刻就會產生拒絕反應。

目前已經研究出一些適合高齡者進行的運動。中高年齡層可以享受這些運動。爲了健康因素進行的運動，對於二十歲層與五十歲層，或是六十五歲以上者，內容和運動量當然都有所不同。首先一定要了解適合自己身體的運動課程。

迎接高齡化社會，必須創造體力

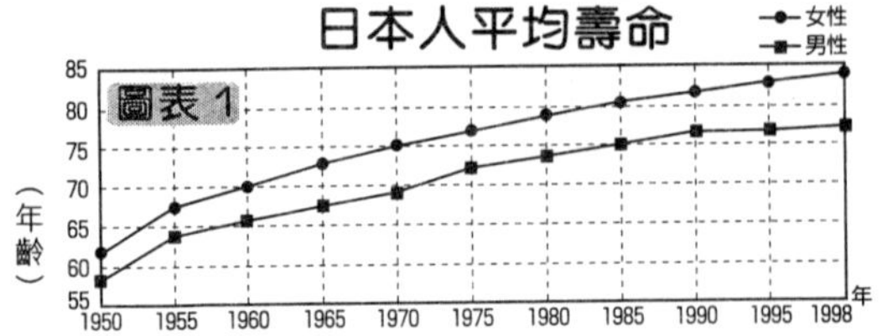

總人口中的高齡者比例（６５歲以上的比例）

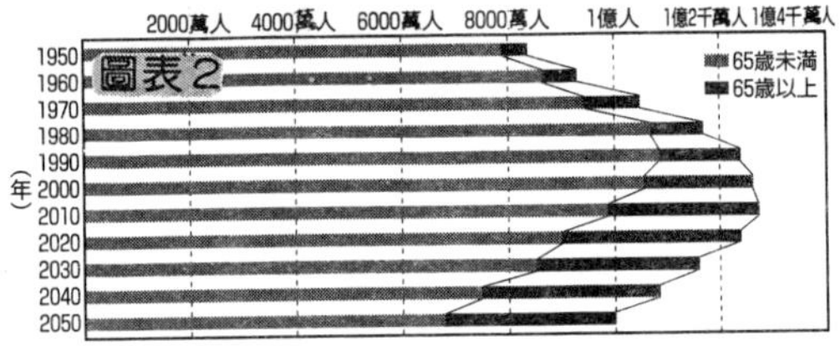

※2000年後為估計值

日本是世界第一長壽國家。平均壽命在五十年內大約增加了三十歲（圖表１）。

總人口中，高齡者（六十五歲以上）的比例不斷增加，因此，年輕一代照顧高齡者的責任越來越艱難（圖表２）。

為了使長久的老年期更為充實，老年人必須以自立生活為大前提。

隨著高齡化的進行，現代最大的問題，就是維持以及增進健康。隨著年齡的增長而生病或受傷等，身體出現了各種問題。

老化是所有人無法避免的事實，不過，因為生活方式的不同，也可以延緩老化的速度。

因此，平常就要進行健康管理，尤其必須將運動習慣化，並且要努力防止體力減退，這些都是日常生活的重點。

什麼是「生活品質」？如何提高生活品質呢？

3 提高「生活品質」

◆自己有能力處理身邊的事情

所謂「生活品質」（QOL），並不是說只能躺在床上就算長壽，而是有能力處理自己身邊的事情。所有人應該努力提高「生活品質」而繼續生存。「生活品質」備受世人矚目。日本人的平均壽命爲世界第一，據估計，二十一世紀時，總人口的四分之一將是六十五歲以上的人，邁入高齡化社會。面臨這個現實問題時，大眾傳播媒體開始重視「生活品質」的主題。

爲了提高「生活品質」，具體而言該怎麼做呢？關鍵在於ADL。

所謂ADL，是指日常生活中能做些什麼事情的活動能力。

在日常生活中擁有活動能力，對於提高生活品質而言非常重要。ADL的標準分爲以下七項。

一、可以自己吃東西
二、可以自己換衣服
三、可以打扮自己
四、可以走路
五、可以自己上床、下床
六、可以洗澡
七、可以自己去上廁所

根據以上的標準，我們了解所謂ADL，是指可以最低限度處理自己身邊的事情，能在團體中生活。例如，不假他人之手就能爬樓梯或上公車、搭乘捷運或是外出購物……等。

在日常生活中擁有這些能力，就不需要借助他人幫忙，不需要「看護」照顧就能夠生存。

◆下意識多活動身體，建立快樂的老年生活

根據ADL的七項標準，大家也許覺得很簡單。但是，這些能力隨

著高齡會逐漸降低。應該如何維持活動的身體呢？

在家中時不要一直坐在電視前看電視，這麼做只會使身體不斷衰弱。有些人甚至認爲「我年輕時是運動選手」，因此對自己的身體深具自信。無論年輕時如何鍛鍊身體，如果老年後什麼都不做，老化的確每天都在進行。必須做的是，隨時過著活動的生活，也就是要運動。

日常生活中擁有能夠活動的身體機能，或是現在下意識過著活動的生活，藉此創造健康的身體非常重要。這可以說，是爲了老後的健康生活做準備。

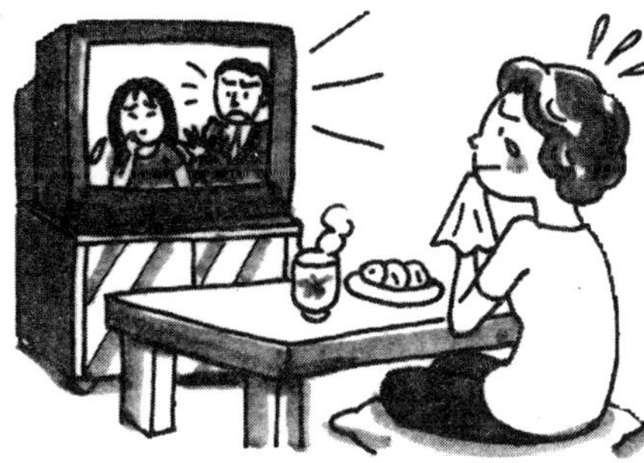

即使認爲自己已經是「高齡者」，或是認爲「身體各處都無法動彈」的人，也必須儘可能活動已經生鏽的身體，維持處理自己身邊事情的能力，這才是享受老年生活的財產。

如果你現在已經覺得身體不適，表示你可能會成爲臥病在床者。爲了能夠處理自己的事情，一定要努力恢復體力。

人類的身體在二十歲之前還會成長，其後慢慢走下坡，五十五歲開始突然衰弱。

4 二十歲之後體力開始走下坡

◆二十歲之前身體發達，然後開始衰弱

人類過了一定的年齡之後，體力開始衰退。衰退的速度並不是所有人都一樣，差距在於五十五歲之前是否努力創造健康。如果努力維持健康，則不會突然衰退，而會慢慢的衰退。

所有人都希望延緩老化的速度，具體而言應該怎麼做呢？進行說明之前，首先一起來探討人類的身體機能發達的過程。

人類自從出生之後，最初發達的是神經系統。五到六歲之前已經成長爲成人的百分之七十到八十以上。因此，有人說「學習應該從五歲五個月開始」。

接下來發達的是**有氧系的機能**。因此，小學到高中時期，學校中會

有氧系的機能
身體具備的能夠吸收氧、燃燒熱量的構造。與馬拉松等能夠長時間持續的運動有關。

進行提高創造身體有氧系機能的運動。這個機能與持久力有關。有氧系的機能發達之後，就能使骨骼與肌肉粗壯，接近成年人的體型。

到了二十歲時，身體機能的發達大致結束，免疫機能也已經完全成熟。接下來除了持續特別訓練的運動選手之外，大部分人的基礎體力都會開始衰退。到了五十幾歲時加速衰退，最後迎向死亡。

◆適度運動能夠延緩身體衰弱

希望各位注意，如果放任體力衰弱而不謀求對策，則無法長生。爲了維持體力，平常一定要進行適度的運動。

隨著年齡增長，我們會變成不想運動。當活動越少時身體越容易衰弱。結果身體變成無法隨心所欲的活動。逐漸變成更討厭運動，最後就不能運動了。如果陷入這個惡性循環中，到了一定的年紀之後，你也會成爲「臥病在床的老人」。

希望過著舒適的老年生活，一定要使沈睡的體力清醒，創造輕鬆活動的體力。這並不是困難的事情，不需要勉強活動身體，只要平常稍微運動，就能培養足夠的體力。

體力隨著年齡的增長而衰弱

一流的運動選手過了二十歲以後還繼續強化體力。但是，一般人運動的機會大幅度減少，隨著年齡的增長，身體會衰退，體力也會降低。

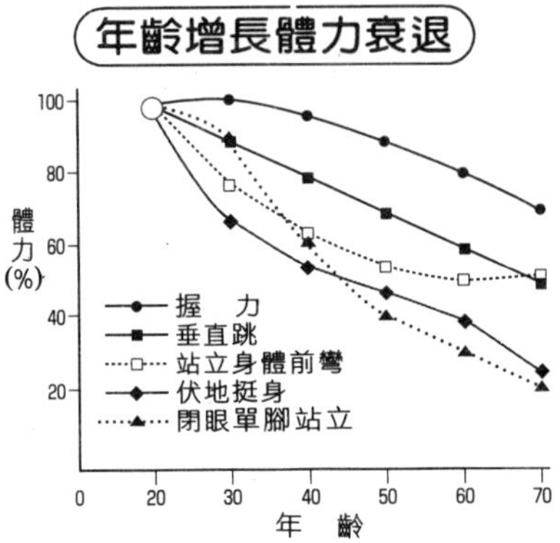

老化是無可避免的。但是，如果多增加運動的機會，就能夠延緩體力衰退的速度。

所謂體力，包括持久力或肌力等各種體力。因體力要素不同，衰退的速度也不同。

以做伏地挺身（肌肉持久力）為例，三十歲時可能只達到二十歲時的百分之七十以下的標準，五十歲時降低為百分之五十，七十歲時降低為百分之三十以下。

站立身體前彎（柔軟性）的能力，到了三十歲時會降低為二十歲時的百分之八十以下，六十歲時則降低為百分之五十。

此外，能夠迅速收縮肌肉的垂直跳躍（力量），也是容易降低的體力之一。不要過度相信自己的體力，不做準備動作就直接運動，可能會造成受傷，必須多注意。

中高年齡層最害怕的，就是糖尿病或高血壓等因素引起的生活習慣病。

5 運動不足導致生活習慣病

◆運動不足使得身體衰弱，也會增強壓力

代表性的生活習慣病，包括糖尿病或高血壓造成的心臟病、腦中風、肝障礙、腎障礙等。這些疾病除了遺傳因素之外，也與疲勞、壓力等因素有關。

反過來說，如果每天都遠離疲勞與壓力，就不容易罹患生活習慣病了。每天應該如何消除疲勞或壓力呢？

生活在現代社會中，幾乎所有人或多或少都有壓力的煩惱。壓力不僅來自忙碌或感到擔心的事情等外在因素。隨著年齡的增長活動身體的機會減少時，身體的活動量降低。因此，成爲肥胖原因的體脂肪增加，同時肌力也會減退。結果，整個身體的活力降低。體力減退的心理不安增

大時，也會成爲一種壓力。

這些壓力與體力減退又會助長運動不足，引起心臟病或高血壓等疾病，造成惡性循環。爲了杜絕這種惡性循環，關鍵在於定期運動。

◆定期運動也能有效防止肥胖

運動除了可以杜絕生活習慣病之外，還有其他效果。

例如，我們平常利用肺進行**胸式呼吸**，此外還有移動橫膈膜的**腹式呼吸**。利用腹式呼吸能夠攝取大量的氧，以便有效的利用熱量源。

爲了健康而運動時，大都採用腹式呼吸。腹式呼吸也能夠鍛鍊呼吸肌，因此，日常生活中就能自然的攝取大量的

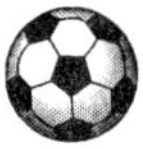

創造健康的運動小知識

運動不足所造成的問題

運動不足，會對於身心造成各種不良的影響。在此介紹運動不足所引起的各種問題。

一、體力降低

除了老化之外，運動不足也會使持久力、肌力、敏捷性等所有體力要素降低。

二、肥胖

現代人如果不進行與攝取熱量等量的運動，就會使得體脂肪積存而造成肥胖。

腹式呼吸與胸式呼吸

腹式呼吸是使腹部鼓脹、橫膈膜上下移動的呼吸法。胸式呼吸則是收縮肋骨肌肉進行的呼吸。腹式呼吸可以吸入更多空氣。

氧氣。

進行腹式呼吸必須使用橫膈膜，因此能使內臟活性化。也就是說，肺、心臟等內臟都會強健，強化了心肺功能。

定期運動，有助於防止肥胖。

許多中高年齡層都有肥胖的煩惱。肥胖雖然不是疾病，不過根據統計數字顯示，高血壓、糖尿病、高血脂症、高尿酸血症、高胰島素血症等動脈硬化或是心臟病的原因要素，大都出現在肥胖者身上。

肥胖的原因，就是因爲運動不足和營養攝取過剩。爲了消除肥胖，除了減少攝取的熱量之外，必須大量消耗熱量，此外別無他法。

三、抵抗力、免疫力減退

忍耐寒暑的抵抗力，或是對抗細菌、病毒等的免疫力降低。

四、預備能力降低

身體具備在重要時刻發揮力量的預備能力，運動不足時預備能力也會降低。

五、促進生活習慣病

生活習慣病大都是因為運動不足造成的。

六、心理的不良影響

運動不足導致壓力積存時，會引起失眠或身心症。

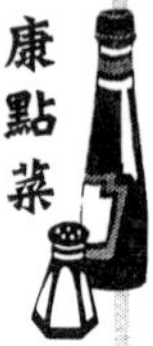

重新評估日常生活─創造健康的指針

為了維持與增進健康，重點是考慮「運動」、「飲食生活」與「休養」。

■創造健康的運動指針

一、生活中做運動
從走路開始／以一天三十分鐘為目標

二、開朗、快樂、安全
配合自己的身體狀況、步調進行／花點工夫讓自己快樂

三、利用運動創造健康
取得營養與休養的均衡／戒煙、少喝酒

■創造健康的飲食生活指針

一、利用多樣化的飲食達成營養均衡
目標是一天三十種食物／主食、主菜、副菜都要齊備

二、攝取配合日常生活活動的熱量
不要吃太多／注意飲食內容

三、考慮脂肪的量與質
不要攝取過多脂肪

四、注意食鹽攝取量
以一天攝取十公克以下為目標

五、享受快樂的飲食生活
重視家庭的味道、親手做菜的心意

■創造健康的休養指針

一、取得生活規律
儘早察覺自己的壓力並加以處理

二、充分休養
一天找出三十分鐘屬於自己的時間

三、發現生活中的綠洲
重視身邊的休息機會

（根據日本厚生省「生活習慣病指南　99年版」）

第1章

利用水的四種力量創造健康

想要毫不勉強的鍛鍊身體
可以利用的就是水這種環境。
創造健康與水有什麼關係呢？
在此就來探索水神奇的力量。

二十年前興起游泳池不是游泳的場所，而是「創造健康的設施」這種想法。

1 為了創造健康而開始的「水中健康法」

◆從競賽變成尋求健康的游泳

長期以來，游泳池的運動就是如何游得更快的競賽項目。國內提到游泳，就是以學校的體育課或是競賽游泳爲主，一般人至多只是享受海水浴而已。

但是，一九六四年的東京奧運之後，游泳環境產生很大的改變。以往的金牌得主「游泳日本」遭遇慘敗，美國獲得大量金牌。日本的游泳界看到美國指導系統的成功，推論出將來培養游泳選手的指導系統。因此，全國各地開始興建「游泳教室」。

提供教導學童或學生游泳的場所，以便培養將來的游泳選手。這些機構後來也基於健康設計課程，開始進行孕婦、嬰幼兒、殘障者的指導。

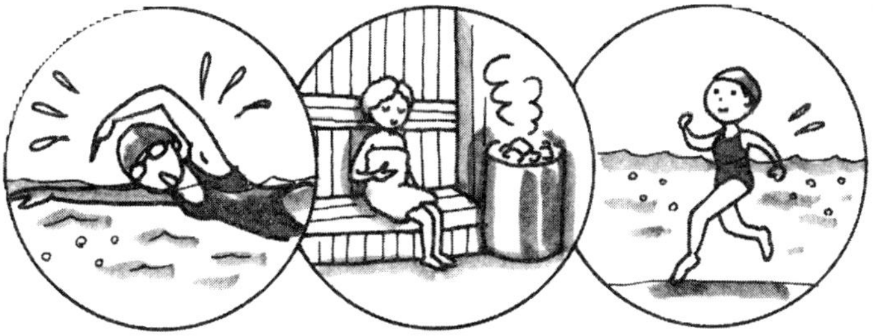

水中健康法的三種形態

現在國內各地共有二千多所民間的室內游泳池，以及三百多所公共游泳池。無論大人或小孩都可以前往，當成健康設施利用。

配合這個潮流，十年前開始，「水中健康法」這個名稱廣爲人知。游泳不再只是游泳，也開發出基於水中運動與水療法的課程，並且一一實現了。

◆水中健康法的三種形態

水中健康法分爲下述三種形態，以下詳細說明。

第一就是水中運動。和陸上運動相同，不過是在水中進行，包括水中漫步、水中慢跑、水中體操與水中有氧舞蹈等。

第二就是水療，也就是利用溫泉、水流按摩，利用海藻、海水或泥鐳等進行的**療法**。

日本自古以來就採用溫泉療法。歐洲各地的情形也相同。斯堪地那維亞地方的三溫暖和冷水浴、法國的海藻或海水（鹽水），以及德國的水療法等**治療**，都非常著名而受人歡迎。

日本現在除了利用以往的傳統方法之外，也與歐洲相同，透過現代科學的技術，開發出利用機器進行的各種水療法。最近則利用水流達到按摩效果，運用在減肥或運動方面。

第三種就是以往進行的自由式、蛙式、仰式、蝶式等游泳運動。游泳競賽、花式游泳以及浮潛、水肺潛水、衝浪等的運用運動，都包括在這個範圍內。

無論年齡、性別，任何人都可以進行這些水中運動。

健康的人當然可以利用水中健康法。此外，可以用來治療腰痛、膝痛、糖尿病等，預防臥病在床，也可以當成復健療法。

原本爲了游泳而開發的游泳池，變成創造健康的游泳池。設施功能與利用者都改變了。

療法 芳香與療法等組合的使用方式較多。治療方式之一。

治療 能夠緩和肉體或精神的疾病與痛苦，以恢復健康為目的，稱為治療。

嬰兒也能活動的水中世界。大人可以體驗在陸地上無法體驗的神奇。

2 水中運動的優點

◆任何人在水中都具有魔力

將出生後的嬰兒立刻丟入水中，他可以停止呼吸游泳。因爲水中有浮力，因此，不會走路的嬰兒也能在水中自由活動。對人類而言，在水中具有「魔法」的力量。

例如，爲了打網球，必須鍛鍊揮拍的肌力。游泳則不需要網球運動要求的肌力。同時，進行水中運動時均衡使用上半身、下半身、手臂、腳等各處的肌肉，因此，能鍛鍊全身的肌肉。

以往大家認爲游泳池是爲游泳的人準備的場所，對於不會游泳的人而言，根本與游泳池完全無緣。但是，開始注意水中運動與水療之後，在水中走路或慢跑，配合水中體操與音樂，進行水中有氧運動等，各種課程都齊備了。

更可喜的是，手腳或膝蓋有障礙、腰痛、在陸上很難運動的人，都能輕鬆進行這些課程。在水中能夠輕易進行在陸上無法完成的動作。

進入水中做運動時，因爲水的浮力使得體重減輕，所以，會減少下半身的負擔。

例如，體重五十公斤的人如果連頸部都浸泡在水中，大約只剩下五公斤體重。在陸地上跳躍十五公分時，腳脖子大約承受一二〇公斤的重量，不過，在水中進行跳躍運動時，只需承受二十五公斤的重量。

在陸地上會對下半身造成負擔的慢跑等運動，在水中就能輕易的進行。因此，即使因爲腰或膝痛不能對膝與腰加諸負擔的人，或是因爲肥胖而缺乏持久力的人，也能輕鬆的進行水中運動。

◆在水中能夠放鬆，輕鬆享受運動之樂

水的浮力與放鬆有密切的關係。人類在陸地上爲了與重力抗衡，在無意識中就會使**抗重力肌**發揮作用，身體幾乎很難放鬆。

抗重力肌
抵抗重力，保持姿勢的肌肉。

但是，利用浮力浮於水中時，身體處於無重力狀態下，就能得到放鬆的效果。此外，水中運動具有配合個人的體力，自行創造運動的特性。

在水中試著張開手掌、手臂朝側面擺動。緩慢活動時，幾乎不會感覺水的阻力。一旦加快速度時，動的越快就會產生越強烈的阻力感。

因此，可以利用水的阻力，自由調節適合自己體力的負荷。希望肌肉承受大量的負荷時就加快動作；想要減輕負荷就慢慢的活動。

由此可知，水中運動與年齡、性別、體力的有無等完全無關，可以配合個人鍛鍊肌肉。因此水中是一個非常理想的場所。

各水深中的荷重負荷比例

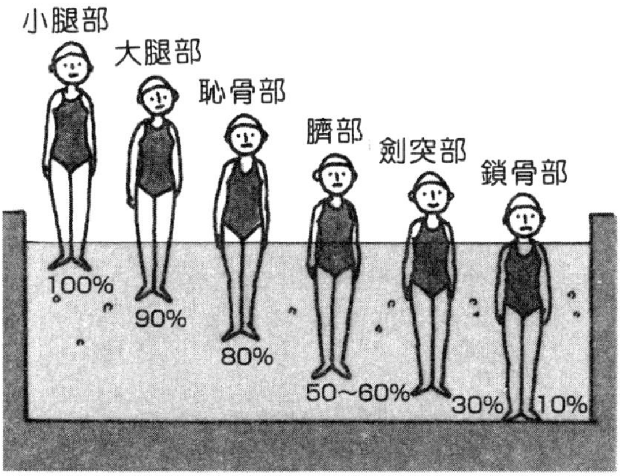

(Samueru,1980)

◆自然進行有氧運動，鍛鍊心臟、促進血液循環

爲了活動肌肉，必須將肌肉的營養轉換爲熱量，因此需要氧。只要充分攝取氧，就能製造大量的熱量。

相反的，如果缺氧就無法製造太多熱量。同時，長期持續缺氧狀態時，疲勞的根源**乳酸**物質就會大量積存於肌肉中。進行水中運動之後比較不容易疲勞的理由，就是因爲在水中採用腹式呼吸，能夠隨時補充氧，與陸地上的呼吸法不同的緣故。

也就是說，充分攝取成爲熱量源的氧，則疲勞的根源乳酸物質與陸上運動相比，不會大量製造出來。

腹式呼吸法對於創造健康的身體而言，是非常重要的要素。爲了維持身體健康，必須擁有將大量的氧攝取到體內的能力。

例如，不運動的人偶爾運動時，立刻會氣喘如牛，這是因爲掌管呼吸的呼吸肌衰弱，無法充分攝取氧的緣故。在這種狀態下如果殘留疲勞，第二天就會產生肌肉痛。

乳酸
運動後肌肉內大量產生的物質。是疲勞的原因。

進行水中運動時，胸部經常承受水壓，在不知不覺中就能鍛鍊呼吸肌。氣管或肺等呼吸器官周圍的肌肉也會非常發達，整個肺部的容積會增大。同時，肺部的毛細血管發達，因此，能夠鍛鍊吸入氧、排出二氧化碳的機能。

人類在水中時，爲了避免輸給水壓而進行強力呼吸或深呼吸，胸廓內幾乎充滿新鮮的空氣，這對於健康當然有好的作用。

不僅如此，進入水中時，心臟送出的血液量爲陸地上的一・五倍，全身各部位都有血液運送大量的氧，因此，心臟功能比在陸地上更爲活化、變得更強健，能夠有效的預防成人病。此外，由

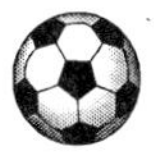

創造健康的運動小知識

利用運動恢復年輕的血液與血管

運動除了提高內臟功能之外，也具有促進製造血液與毛細血管的效果。

進入體內的氧由紅血球運送。紅血球在一二〇天左右就會廢棄，所以必須製造出新的血液。

因此，必須充分攝取鐵質等營養素，同時需要適度運動的刺激。

希望分布於全身組織的毛細血管健康，運動是不可或缺的。

於送入大量血液，使得血液循環順暢。

中高年齡層特有的腳重或腳浮腫，進入水中之後，積存在腳的血液循環順暢，就會覺得非常清爽。原本有血液循環障礙，或是肩膀酸痛、腰痛毛病的人，也會產生同樣的感覺。尤其肩膀酸痛的人，只要在水中活動身體，就能放鬆肌肉、促進血液循環，出現明顯的效果。

詢問努力進行水中運動的人運動後的感覺，許多人都表示「腳變得強勁有力」、「去除膝痛」、「不再疲勞」、「肩膀酸痛消失了」、「不再感覺腰痛」、「游泳後產生一種舒服的疲勞感」等。根據這些實際的體驗談，得知各種運動效果都出現了。

◆配合自己的步調，隨時隨地享受水中運動之樂

許多中高年齡層因爲對於體力沒有自信，因此認爲「運動非常辛苦」。但是，想將運動當成日常生活中的一種習慣，確實需要努力。

相信許多人對於自己是否具有活動身體的體力感覺不安。事實上，希望輕鬆進行配合自己時間的運動並不多。

例如，打網球需要對手，同時無法依照自己的步調流汗，或是無法應付對方的高超技術等問題都必須考慮。能夠自己進行的健康法中，比較流行的是走路或慢跑，但是，這些運動受到天候因素影響，很難長久持續進行。

水中健康法的特性

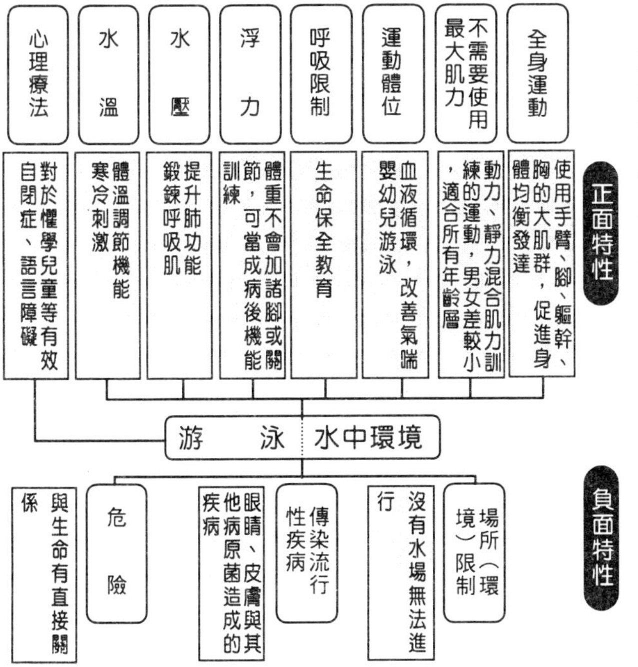

如果住家附近有公共或民間游泳池，就可以隨時進行水中運動。配合自己的體力增加運動的時間，減少對於身體的負擔。水中運動和游泳不同，不會游泳的人也能輕鬆的進行。

「水中運動」

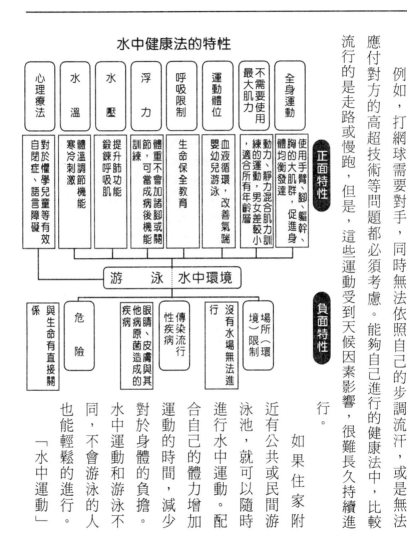

與「游泳比賽」不同。因此，不需要以游自由式一百公尺或蝶式五十公尺等爲目標。雖說是運動，但是利用水不會對身體造成負擔，能夠悠閒的提高身體機能，這就是水中健康法的目的。

提高運動機能並擁有健康的內臟後，在日常生活中不會感覺不便。同時，爲了享受豐富的老年生活，中高年齡層必須注重生活品質。水中運動不會對足腰造成負擔，就能擁有大量的運動量，並能提高心肺功能。

即使身體衰弱的人也能輕鬆進行，而且能夠有效的鍛鍊肌肉，重新創造有元氣的身體。因此，水中運動可說是最符合時代潮流的健康法。

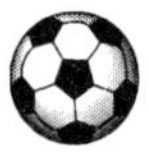

創造健康的運動小知識

運動疲勞較慢出現的理由

隨著年齡的增長，運動疲勞出現的速度比較遲緩，容易殘留疲勞。主要原因是持久力降低。只要反覆使用肌肉，就會製造出乳酸。能迅速去除乳酸的就是有氧運動。

有氧運動屬於持久性運動。只要持久性好，就能迅速消除疲勞。但是，隨著年齡的增長，持久力會降低，可能會很慢才出現疲勞，而且影響的時間也比較長。

中高年齡層巧妙使用主動健康與被動健康，是創造健康的重點。

3 主動健康與被動健康

◆保護身體的被動健康的重要性增加了

先前介紹過，水中健康法包括水中運動、水療、游泳三種。其中，水中運動與游泳是有氧運動，因此稱爲主動健康。

有氧運動是大量攝取氧，必須花費時間進行的全身運動。能夠提高心肺功能、促進血液循環，具有使全身細胞活化的效果。同時也有助於消除肥胖。

此外，利用水浮於水面的療法，稱爲被動健康，成爲消除壓力的精神療法。例如，國外的藝術家們會使用潛水用具，潛入深的游泳池中，使自己置身於不尋常的空間，以獲得最高的放鬆，產生新的構想。

一般人年輕時主動健康的比例可能比較多。但是，根據最近的研究證明，到了中高年齡之後，光靠主動健康很難維持、管理健康。

人類的身體越運動越會破壞細胞。因此，到了中高年齡時，如果想要靠主動健康獲得健康，就會引起各種弊端。例如，可能會使細胞受損，提高罹患癌症的可能性。因此，中高年齡層的水中健康法課程，被動健康的時間比主動健康占更大的比例。例如，六十五歲之後被動健康的運動時間超過百分之六十比較適當。

◆豐富的水中運動是被動健康的課程

在陸地上進行的被動健康運動，可能是稍微活動或是按摩而已。但是，在水中可以藉著水流變化或是改變溫度、利用浮力等產生效果。因此，水中有許多被動健康的課程。由這層意義來看，水中健康法，也就是水中運動非常適合中高年齡層。

被動健康的課程如下。

一、溫冷浴

最適合放鬆身體的水溫是三十四度，這是代謝最低、不容易流汗的溫度。

水溫高於三十四度時，代謝就會逐漸提高，同時心跳次數增加。到了四十度時，大約在十五分鐘內就會發汗，三十分鐘以上就會感覺疲勞。身體表面的血管擴張、血液循環旺盛、血壓上升。

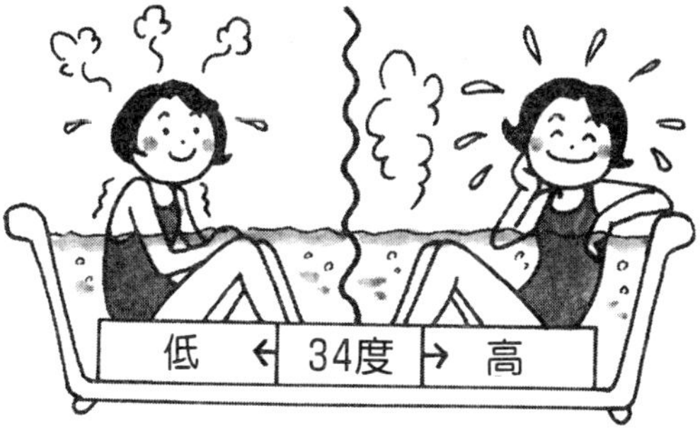

體內的老廢物質藉著活絡的血液循環排出體外，能夠消除疲勞。

水溫低於三十四度時，體表的血管會收縮，身體避免喪失體

✦體驗談✦

不再膝痛，嚴重的肩膀酸痛緩和

因為膝痛和肩膀嚴重酸痛，因此以治療為目的而參加水療課程。結果膝痛消失，肩膀酸痛的症狀也緩和了。

水中漫步與陸上運動相比，不會造成身體的負擔，可以快樂的進行。而且不受天候影響，終年都能進行是其魅力所在。

（匿名・四十五歲）

熱的作用就會開始發揮。代謝狀態與四十度時同樣會升高，為了避免身體散熱，因此會發抖。

利用這種效果，交互進行高低水溫浴，使得血管收縮與擴張的反應順暢進行，就能提高調節體溫的機能，結果就不容易感冒。

身體與水溫的生理學變化

	水溫(℃)		
交感神經	42	高溫浴溫度	
	41		
	40		
	39	微浴溫度	各種溫度放鬆帶
副交感神經	38		
溫感溫度帶	37	氣泡池——適溫肌力鬆弛	
	36	他覺的中立溫度	
中立溫度帶	35	血壓、脈搏跳動次數沒有變化	
日本人：34～36℃	34	氧消耗量最小	
歐美人：33～36℃	33	淋浴——適溫	
冷感溫度帶	32	嬰兒、孕婦游泳	
交感神經	31	休閒游泳	
	30	水中運動	
	29	運動溫度	
	28	游泳教室	
	27	低溫浴溫度	
	26	奧運游泳比賽±1℃	

（註）多少具有個人差異

一般而言，游泳池的水溫是二十九到三十度。

能夠達到高水溫浴的設備，包括**噴射浴缸**或**三溫暖**等。

二、壓注浴

利用水壓，由水進行按摩，以設置在游泳池或渦流浴缸壁的壓注浴為代表。

噴射浴缸　具有利用噴嘴高速噴射冷水（或熱水）功能的浴缸。利用噴射的水達成按摩效果。

三溫暖　組合蒸氣與熱的芬蘭蒸氣浴。具有促進新陳代謝等效果。

古代傳承的智慧，人類不僅將水當成生活必需品，同時也活用水維持健康。

4 水中環境造成的健康效果

◆古羅馬人認為「水是健康的根源」

人類自古以來不僅將水當成飲用資源，同時也利用水創造健康。例如，古埃及的國王或王妃，白天兩次、晚上三次，總計一天水浴五次。

著名的卡拉卡拉浴場，是距今二千年前興盛的古羅馬文明的遺跡之一。該浴場一天的利用者多達一千三百人，總計使用七十五萬噸的水。游泳池或公共澡堂等水浴設施的根源，就是這個大浴場。這個大浴場的壁面雕刻著「水是健康根源（Ina aquasana est）」的文字。古羅馬時代的人們享受水浴之樂以促進健康。

羅馬人也開發歐洲各地的溫泉。因爲戰爭而在歐洲大陸顛沛流離的羅馬人，將傷、病兵留在開發的溫泉地療養。多目的的溫泉中，堪稱「保養地療養」始祖的著名德國巴登巴登溫泉，也是當時的遺跡之一。

佛教經典中也有關於水與健康的教誨。『溫室經』中記載著「水浴帶來健康與幸福」。世界最古老的木造建築物法隆寺，設有長二十二公尺、寬十公尺的水浴場。根據記錄顯示，僧侶們定期到這裏游泳。

◆德國全境盛行水療

溫泉療養的始祖巴登巴登所在地的德國盛行研究水療。一九五〇年代時醫生曾經提出「水療有助於治療慢性疾病等」的結論。以此爲開端，德國全境開始興建療養設施。

德國包括療養在內的治療法，包含下列四種。

●海洋療法

利用海水或海藻、泥等治療。法國比德國更盛行海洋療法，尤其北邊的諾曼地海岸沿岸設有許多海洋療法中心。許多法國人利用十到十四天休假時間，邊放鬆心情邊療養。

●溫泉療法

泡在溫泉中的治療法。是我國的傳統療法之一。

●庫奈普療法

提出使用水治療慢性病的庫奈普神父，在距今一百多年前想出的治療法。方法是先將身體末端浸泡在十五度的水中，最初由膝開始，花短時間澆淋水，然後慢慢的增加時間。

身體澆淋冷水時血管會收縮。一旦停止澆淋時血管會擴張，持續這麼做就能使血液循環順暢。腰和肩膀都要進行，最後連軀幹也要進行。

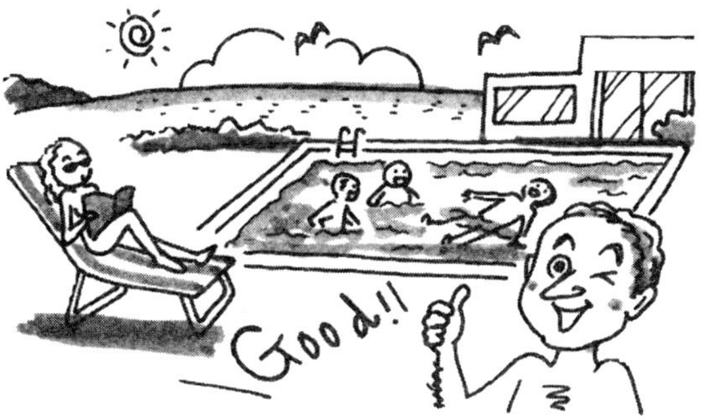

庫奈普療法採用澆淋冷水的方式進行，不過。最近流行交互澆淋冷水與溫水的方法。先用冷水使血管收縮，再用溫水使血管擴張，就能增大效果。

●氣候療法

包括在森林中漫步的森林浴，或是爬上

一千公尺以上的高山呼吸空氣，或是浸泡在花草（藥草）缸中的治療法等。

以上四種療法中，一般人較常使用的是溫泉療法。不過，最近使用海水、海藻的海洋療法備受世人矚目。

◆消除壓力的海洋療法

●海水使人安詳

二十世紀初，法國生理學家發表了「人類的血液與海水的成分相同」的理論後，世人開始注意海洋療法。後來「海」也活用於醫療世界。最初是飲用海水，後來甚至將海水注入皮下。海水中的礦物質等微量元素對人類細胞產生作用，醫學界實際證明這麼做能夠使人安詳與健康。

法國醫學界最初認識的海洋療法之所以引起社會大眾的矚目，就是因爲自行車競賽冠軍路易森•波培的骨折事件。因爲骨折而意志消沈的路易森•波培，返回法國西北部的故鄉布列塔尼，在此處接受海洋療法而迅速復原後，很有元氣的重返競賽界。迅速恢復的速度令權威整形外科醫生都感到驚訝。

後來，歐洲運動界開始對海洋療法深表關心。直到現在，海洋療法不僅是運動選手的調整場所，同時也是風濕、骨折、神經系統、循環系統（血管或心臟）患者的治療場所。此外，許多人以消除壓力、增進健康的目的而加以利用。

●水的無限健康效果

歐洲盛行水療。水的健康效果不僅是運動時產生的主動健康效果。在被動健康方面，包括溫泉在內，現在已經掀起旋風，甚至波及飲水。運動後利用溫水浴等放鬆，同時補充運動時流失的水分，對於創造健康而言是不可或缺的條件之一。水的利用範圍廣泛，因此能對身體帶來許多健康效果。

✦體驗談✦

緩和跳芭蕾造成的肌肉痛

每個星期二跳媽媽芭蕾舞流流汗，但是兩天後會出現肌肉痛，感到很煩惱。

為了緩和肌肉的疼痛，從兩年前開始就進行水中運動，從此之後，症狀逐漸減輕。

感到擔心的手腳冰冷症也痊癒了。對於這種出乎意料的效果感到非常欣喜。

（小野登志榮・三十六歲）

水具有四種力量，可以配合個人的狀況操作。

5 「浮力」、「阻力」、「水壓」、「水溫」四大力量

◆水的力量非常優秀

先前談及水中運動或水對於身體的效果。其根源就在於水的四種力量，也就是「浮力」、「阻力」、「水壓」與「水溫」。

這四大要素使得水成為優良的健康場所。可以依照個人狀況操作這四大要素。也就是，水可以配合個人的體力或年齡，成為適合個人的健康場所。接下來介紹水的力量祕密。

●浮力

一般而言，人類在陸地上生活時，為了對抗重力而支撐身體，由抗重力肌發揮作用。因此，即使在陸地上想要放鬆，也無法得到真正的放鬆。

水具有浮力，浮力是使物體浮起來的力量。因此，在水中藉著浮力就能創造無重力的狀況。人類浮於水中，就能放鬆抗重力肌，獲得完全的放鬆。

此外，處於無重力狀態之下，就和陸地上不同，腰與關節等不會直接承受體重。

經常聽人說「想要復健就要游泳」，水的浮力的確能夠減輕下半身或關節的負擔。因此，很難在陸上運動的肥胖者或是孕婦、需要復健的人等，都可以利用浮力減輕身體的負擔。

●阻力

在水中活動的速度越快速，則阻力越大，而且負荷是無限大的。因此，可以配

◆體驗談◆

不會對足腰造成負擔，能夠燃燒體脂肪

參加體驗課程時，強烈感受到游泳時無法獲得的水的阻力感，運動量增加，心想「這樣不會對足腰造成負擔，應該可以減少體脂肪」。實際上的確消耗相當多熱量。

不會覺得年紀大了，做起來非常快樂。同時，運動後的爽快感也深具魅力。

（匿名・五十六歲）

合個人的能力，置身於無限大的阻力中活動身體。

特別強調的一點是，水的阻力對於較衰弱的人而言也很有利。試著在陸地上抬起物品，抬起的速度越快時，就會覺得東西越輕。但是，對於力量較弱的人而言，當然無法快速抬起東西，爲了減輕負擔而將東西慢慢的抬起來，反而更辛苦。

反之，在水中活動的速度越慢，則阻力越小。也就是說，力量較弱的人也可以配合自己的步調在水中運動。

對於肌肉或關節造成一定負荷的運動，稱爲等運動性肌力訓練。在陸地上使用等運動性肌力訓練的器具時，具有上下或左右等運動方向的限制。在水中就沒有方向的限制，無論任何方向阻力都會發生作用，因此，對於所有活動方向都能造成負荷。

此外，在陸地上更換槓鈴等的重量，就能調整負荷。在水中則只要變換速度，隨時都可以輕易調整負荷。

因此，在水中可以配合個人的能力，自由控制負荷阻力，以悠閒的步調就能在水中獲得足夠的運動量。

水具有空氣七七五倍的密度。在密度這麼高的空間活動，即使活動的速度較慢，加諸身體的阻力與陸地上相比當然更大。

也就是說，比起在陸地上做相同的動作而言，熱量消耗更大。進行水中運動之後會產生一種舒服的疲勞感，理由就在於此。

在水中活動時，不需要等動力、靜力混合肌力訓練器具。

水可以說是非常棒的健康器具。

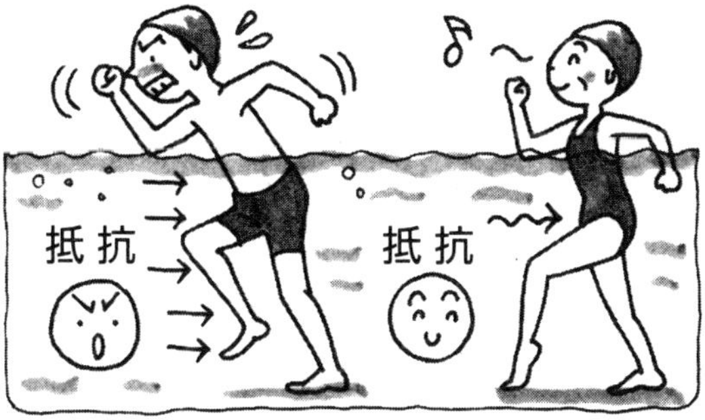

●水壓

進入水中時，身體會產生一種絞緊感，相信大家都有過這種經驗。這是因爲水壓加諸身體的緣故。被絞緊的身體想要立刻恢復原狀，因此血管收縮，促進血液循環。

這個作用能夠提高心肺功能，有助於整個循環系統的活性化。

結果強化了呼吸系統，也提升了肺活量等

肺的功能。只要待在水中，就能增進健康。

●水溫

身體在水中直接接觸水的時候，光是提高或降低水溫，就會對於身體的代謝活動造成微妙的影響。根據研究證明，只要變化水溫，就能使得對於身體的效果完全不同。

例如，進入使身體發抖的冷水游泳池中，顫抖會提高身體的代謝率。因爲水的冰冷會奪走肌肉的熱。

因此，如果在水溫較低的游泳池中進行游泳比賽，無法締造記錄。爲了產生好的記錄，水溫最好保持二十五度加減一度。

身體在水中的代謝率是，當水溫爲三十四到三十五度時與在空氣中相等。一般游泳池的水溫幾乎都是二十九到三十度，水溫低於體溫的理由，是因爲這樣能夠成爲一種寒冷刺激。只要待在水中，就能夠鍛鍊皮膚以及體溫調節機能。

當身體進入低於體溫的游泳池中時，血管會收縮。一旦活動身體血管就會擴張。只要在水中運動，反覆血管的收縮與擴張，就能提高體溫調節機能，創造一個能夠應付溫度變化的身體，如此就不容易感冒。

血管在低溫時收縮、高溫時擴張。泡熱水澡能夠去除酸痛、放鬆身體，這也是因爲血管擴張，全身血液循環順暢的緣故。

水溫變化對於身體會造成極大的刺激。因此，可以配合目的調節水溫。

水是非常棒的健康場所，就是因爲水具有上述四項要素。進入水中時，必須經常記住這四項要素的效果。

配合目的，組合適合個人體力或能力的運動，更能提升效果。

◆體驗談◆

不會對膝造成負擔，能夠鍛鍊肌肉

五十五年來因為關節痛而煩惱，不過，藉著水中漫步鍛鍊肌肉、改善身體，已經從疼痛中解放出來了。

不會對膝造成負擔，能夠毫不勉強的走路、鍛鍊肌肉，這是最讓我感到高興的事情。建議大家都能從事水中運動。

（栗野壽子・八十三歲）

游泳教室的課程，是以消除運動不足和恢復身體健康為主要目的。

6 游泳池是創造健康的「場所」……

◆以中高年齡層為對象的健康游泳課程增加了

日本國內目前有二千多個游泳教室。幾乎都是民間游泳池。有些則藉用公共設施進行初學者的游泳指導。

在全國各地的游泳池中，許多會員已經加入十多年了。然而，這些設施絕對不是僅以游泳爲目的。

目前以維持青春或健康爲目的，利用游泳池或水療設施的人很多。此外，納入水中健康法課程的教室也增加了。爲了恢復身體的功能，許多人都利用這些運動。游泳教室爲以健康爲目的的人提供更安全、有效的課程。

例如，有腰痛毛病的人可以利用腰痛游泳課程；爲了消除運動不足問題的人，可以進行水中有氧舞蹈等。最近更以中高年齡層爲對象，提供健康游泳課程。

無論哪一種課程，都是爲了平日運動不足的人設計的。擁有相同煩惱的人利用同樣的課程進行水中運動時，可以互相鼓勵，同時擁有共同的話題。

◆利用游泳教室的體驗入會課程

課程名稱因各游泳教室的不同而異。首先必須了解自己的目的，也就是爲什麼要前往游泳池，才能選擇適合自己的課程。

千萬不要忽視自己的體力，不要在加入之後才覺得「跟不上課程」。

✦體驗談✦

能做劇烈運動，創造良好的體力

原本為了鍛鍊身體、提升體力以享受爬山的興趣，同時以提高心肺功能、增進基礎體力為目的開始進行水中健康法。現在即使進行比較劇烈的運動，身體也能承受，擁有持續力。

在水中做運動，不必擔心汽車或自行車等，能夠安全有效的增進健康，這是水中運動最大的優點。

（玉井澄雄•六十三歲）

因此，事前必須了解該游泳教室是以培養游泳選手爲目的，或是以創造健康爲目的。游泳教室可能會印製一些簡介文宣，可以先參考內容，了解游泳教室的主旨與課程內容。

游泳教室到底採取什麼態度，最簡單的分辨方法，就是利用「體驗入會」制度。選擇自己想要進行的課程內容，只體驗一天。

幾乎所有游泳教室的體驗入會都是免費的，不過有些仍要付費，事先必須充分了解。

即使需要付費，如果認爲這是理想的課程，就要進一步實際了解課程內容。由這層意義來看，體驗入會可說是絕佳的機會。

選擇游泳教室的重點，就是看會員們是否都很快樂的親近水、氣氛是否和樂等。大家都能快樂的接受課程就合格了。感覺懷疑時，最好再比較其他的游泳教室。

游泳教室到底有哪些課程呢？以下簡單介紹大多數教室進行的課程。

游泳教室準備了許多水中運動，即使不會游泳的人，無論年齡或性別，所有人都能輕易利用。

7 各種水中運動課程

除了健康的人運動之外，罹患腰痛、糖尿病的人也可以將水中運動當成運動療法。爲了預防臥病在床，或是手術後進行復健等，都可以活用水中運動。

水中運動大致分爲兩種。其中一種是將陸上運動應用於水中。另外一種就是利用水的特性，進行在陸地上無法進行的運動。

無論哪一種，幾乎都是以站姿（腳踩在游泳池底部的姿勢）進行，因此，怕水的人或是不能游泳的人都能快樂的活動身體。

◆水中運動

利用水的特性進行的水中運動，除了以增進健康爲目的之外，還必須考慮「大人應該怎樣學會游泳」。因此，進行水中運動之後，可以徹底了解教導游泳的第一階段「習慣水」。

首先，將游泳的部分動作當成水中運動進行。

游泳是在水中讓身體漂浮，維持原來的重心水平移動的運動，基本上不會碰到游泳池底或游泳池畔。但是，水中運動完全不在意這些問題，腳必須踩在游泳池底或是扶著牆壁，縱向或橫向活動。

具體動作大致分爲兩種。也就是前後左右踏步與上下屈蹲動作。

水中運動由以下四個階段構成，課程基本型態大約一個小時。

一、準備體操

二、有氧運動

三、肌力強化

四、整理體操

過去游泳教室在一個小時的課程中，全都進行游泳方法的指導，現在則誕生了水中運動專門課程。

即使不會游泳、無法將臉浸泡在水中，或是有肥胖煩惱的人，都可以進行水中運動。

配合音樂運動，就會覺得一小時很快就過去了，產生一種爽快的疲勞感。

即使討厭運動的人，也會覺得「這樣的話我也能辦到」，對於運動完全不會產生抵抗感。

更可喜的事，原本抱持「我不會游泳」的消極者，經過三個月時間在水中運動培養的水中平衡感，也可以自由自在的在水中仰躺漂浮或是趴著漂浮等。

到達這個程度時，學會游泳只是時間的問題而已。許多人從旱鴨子的自卑感中解放出來，變成更想學會游泳。

◆水中漫步、水中慢跑

陸上運動幾乎都以跑步爲基本。但

✦體驗談✦

韌帶損傷造成的腳脖子痛消失

腳脖子的韌帶損傷後，疼痛持續了五年。開始進行水中漫步後，疼痛完全消失了。

不必依賴他人，可以配合自己的步調運動。也不受天候狀況影響，一整年都能進行水中運動。水中漫步是全身的運動，這也是它的一大魅力。

（小此木弘子・四十一歲）

是，我不建議中高年齡層跑步。

跑步會對身體各部位造成太大的衝擊。因爲慢跑會導致膝出現毛病，使得慢跑旋風逐漸沈靜，所以後來開始流行走路。

不會對身體各部位造成衝擊的跑步方法，就是水中慢跑。水中慢跑可以利用水的浮力特性，不會對膝或腰造成負擔，能夠鍛鍊全身。

漫步或慢跑都是水中運動基本項目。從復健到運動選手進行的心肺功能訓練等，都可以廣泛利用。任何人都能進行，同時可以確保比陸上運動更高的運動量，是非常棒的運動。

在陸地上進行劇烈運動後，利用水的按摩效果能夠使疲勞物質乳酸迅速消失，得到放鬆肌肉、緩和肌肉痛的效果。

只要在平常的訓練課程中加入水中漫步或水中慢跑，就能提升體力、消除疲勞，同時防止受傷。

◆水中舞蹈

配合節奏活動身體的舞蹈有其優點，加上水中運動的特性，因此受人歡迎，成爲非常普及的課程。
水具有浮力，因此，在陸地上很難進行的扭轉身體的動作，即使中高年齡層也能在水中輕鬆的進行。
而且配合音樂活動身體，可以使身心清爽，積存在體內的壓力自然就會消失。
水中舞蹈能夠活動全身的肌肉，更能提升效果。
即使無法跳爵士舞等劇烈運動的人，也可以在水中慢慢的活動身體。
此外，水中舞蹈可以當成中高年齡層逐漸增加運動量的風濕治療法之一，效果不錯。

◆體驗談◆

改善身體狀況，二年內不必看醫生

開始運動之前，腰到腳容易發麻，步行困難。但是，開始運動之後發麻現象去除，兩年來都不需要再看醫生了。
在水中能夠輕鬆的跳躍，因此，能夠刺激並強化骨骼。短時間內就能夠產生效果。
（藤井宜•七十歲）

◆水中有氧運動

有氧運動包括慢跑、游泳、騎自行車、滑雪、馬拉松等。將氧大量吸入體內，必須花費時間進行的全身有氧運動，能夠提高心肺功能，使得血管與全身細胞活化，對於健康有非常好的效果。

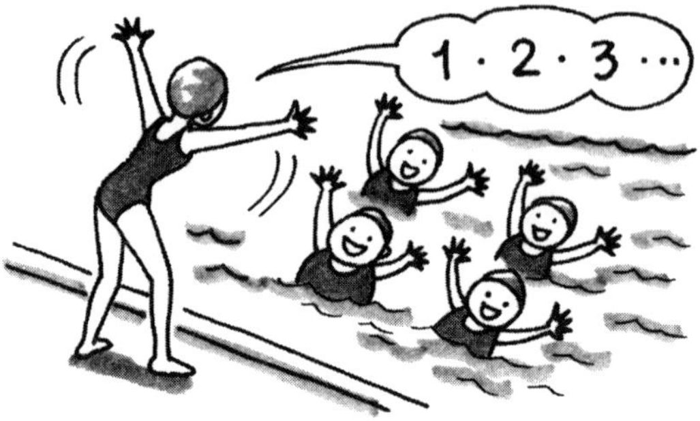

深受年輕女性歡迎的健康俱樂部有氧課程之一，就是有氧舞蹈。能夠一邊享受、一邊達成有氧運動效果的方法，就是韻律體操。

但是，陸上韻律體操並不適合所有的人。因爲跳躍方式不同，也可能使得腳或膝出現毛病。

在陸上進行跳躍或扭轉的動作時，因爲重力的作用，可能會對膝或腳脖子造成極大的衝擊。不僅跳躍的時候，著地時如果無法好好運用足腰的彈力，也可能成爲運動傷害的原因。

改善方法就是在水中進行的「水中有氧運動」。藉著水的浮力作用，就能徹底解決衝擊的問題。水具有緩衝作用，可以使衝擊幾乎減少爲零。

同樣的動作在水中比在陸上造成的負荷更大，能夠在短時間內獲得必要的運動量。因爲水的抵抗與黏性消耗大量熱量，所以能獲得更高的運動效果。

◆腰痛游泳

腰痛游泳的詳細內容請參考後面的章節，在此介紹大略內容。因爲能夠鍛鍊、放鬆腰部的肌肉，預防及改善腰痛

✦體驗談✦

健康診斷沒有問題，連醫生都推薦我去游泳池

每年一到冬天就容易感冒，開始進行水中漫步之後就不再感冒了。

健康診斷也沒有任何問題，連醫生都建議我應該持續前往游泳池，因為水中運動不會對膝蓋造成負擔。

最重要的一點，就是要持之以恒。

（武田賴子・六十七歲）

，因此受人歡迎。但是，腰部非常疼痛時不能進行腰痛游泳。一定要經由醫生診斷，醫生許可後才可以進行。

此外，有些游泳教室以懷孕者爲對象，教導孕婦游泳。

懷孕初期最好不要參加。不過，進入懷孕五到六個月的安定期之後，孕婦游泳課程可以有效消除下半身的浮腫或便祕、精神不穩定等症狀，因此，最近參加游泳教室的孕婦增加了。

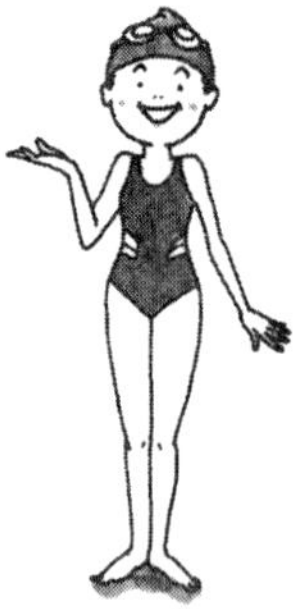

創造健康的運動小知識

了解心臟是否強健的方法

測量運動後一分鐘內的心跳次數，就能了解心臟的強壯度。首先，進行五分鐘劇烈的運動，接下來停止運動，立刻測量心跳次數。經過一分鐘後，再次測量心跳次數。

第一次測量的數值減去第二次的數值，如果差距在三十次以內，就表示心臟的狀態不好。能夠儘速在運動中恢復，表示心臟越強。

利用資料掌握健康

運動消耗多少熱量

如果不配合食物攝取量做運動，身體就會堆積脂肪而發胖。為了杜絕肥胖，必須藉著運動燃燒由食物中攝取的熱量。

日常行動或是各種運動到底能消耗多少熱量呢？即使進行相同的運動，也會因年齡、性別、體重、代謝量等的不同，造成消耗的熱量不同。以下介紹的數值只是大致的標準，提供各位參考。

■日常活動或運動的熱量消耗量（標準）

睡眠（7 小時）	約 300kcal
坐著說話（1 小時）	約 60kcal
閱讀、寫東西（1 小時）	約 60kcal
看電影（2 小時）	約 120kcal
站著說話（30 分鐘）	約 30kcal
用餐（30 分鐘）	約 35kcal
洗臉（10 分鐘）	約 35kcal
開車（1 小時）	約 90kcal
從事事務性工作（2 小時）	約 155kcal
站在車上（30 分鐘）	約 45kcal
準備餐點、收拾碗盤（1 小時）	約 120kcal
用吸塵器打掃（30 分鐘）	約 60kcal
以走路方式購物或通勤（1 小時）	約 145kcal
洗澡（30 分鐘）	約 75kcal
用抹布打掃（20 分鐘）	約 70kcal
騎自行車（30 分鐘）	約 120kcal
疾走（1 小時）	約 310kcal
慢跑（30 分鐘）	約 185kcal
慢速度游泳（20 分鐘）	約 70kcal
以大而確實的動作在水中走路（10 分鐘）	約 120kcal

出處:森永製菓（株）健康事業部編『身體設計書 2』

將水中運動納入生活規律中，逐漸提升健康狀態。

8 利用游泳教室擴展新世界

◆訂立目標長久持續進行

先前介紹的課程中，例如水中漫步或水中慢跑，即使不參加游泳教室的課程，只要到附近的游泳池，自己也可以進行。但是，如果未加入游泳教室或團體中，獨自默默進行，則很快就會覺得厭倦。如果前往游泳池，對你而言是一件令精神痛苦的事情，那就很難長久持續。

游泳池是創造健康的場所，也是結交朋友的場所。在那裏有機會遇到許多人。因此，透過游泳池擴展交友圈，游泳後可以和好朋友一起去吃東西。因爲接觸許多人而獲得新的刺激，可以使生活更豐富、快樂。

不僅水中運動，希望所有創造健康的運動，其長久持續的祕訣，就是訂立目標。例如，以消除肥胖爲目的的人，必須訂立幾個月後減輕幾公斤的目標，達成目標之後再訂立下一個目標，這點非常重要。

除了維持健康，想學會游泳的人也很多。對於這些人而言，可以將學會基本游泳法（自由式、蛙式、仰式與蝶式等）當成一大目標。

進行任何水中運動課程時，首先一定要去除對於水的恐懼心，從熟悉水開始。為了學會游泳，最重要的是最初的步驟。接下來的重點是學會浮於水中。

如果能做到這一點，則學會游泳只是時間的問題而已。每個步驟都要確實進行。各游泳教室的教練都會考慮如何讓大家快樂的學會游泳、以優美的姿勢游泳，以此為前提指導學員，因此可以安心參加

◆體驗談◆

適度的疲憊與快樂的交談，身心都很舒暢

加入游泳教室六個月了，現在幾乎每天都在等待水中漫步的日子。在游泳池走一個小時，會產生一種舒適的疲勞感與爽快感。

可以和大家一起聊天，對於身心都很好。我會不斷努力，希望能夠持續下去。

（島方娟惠・六十八歲）

游泳課程。

國內經常舉辦各種游泳比賽。有些比賽甚至只要能游二十五公尺的人就能參加。因此，應該毫不勉強、依照自己的步調游泳，才是高明的游泳法。

不需要與他人競爭。無論是自由式、蛙式、仰式、蝶式等游泳法，或是以俱樂部爲單位進行游泳接力等，各種項目都有。因個人的能力不同，可以自由選擇課程內容，參加年齡別的班級。

一般而言，設有年齡別班級的游泳教室以五歲爲間隔設定班級。例如，五十歲的人可以參加五十到五十四歲的班級。在全國大賽中，甚至有八十五或九十歲層的參賽者。

競賽內容包括區域性大賽、全國大賽以及每隔兩年舉行的世界大賽。參加大賽時，可能會遇到熟悉的人。此外，全國各地也經常舉行區域性比賽。也許你會在不同的比賽中遇到過去的對手。

如果比賽的時間相同，接下來就以「不要輸給對方」當成練習的目標。如果對方的成績提升了，可以問對方「你是怎麼練習的」，以此爲關鍵廣泛結交朋友，使人生更豐富。

◆以「微笑的步調」長久享受水中運動

相信大家已經知道水中運動的魅力了。但是，還是有些人會煩惱「穿著泳衣有點難為情……」。

在游泳池中原本就應該袒裎相見。除了你之外，其他人也都穿著泳裝，因此應該轉換看法，輕鬆的想著「游泳池的運動不需要很多道具，只要一件游泳衣就夠了」。

以往較少活動身體的人，也許經常感覺身體逐漸衰弱。

為了避免事後產生「如果當時開始活動身體就好」的後悔，從現在開始就要鍛鍊身體，因為「健康就是財富」。唯有擁

✦體驗談✦

不必在意他人的眼光，隨心所欲的活動身體

為了管理健康而開始走路。但是，必須在街上用力擺盪手臂走路，因此非常在意周遭人的眼光。在水中進行就可以轉換心情，雙手就能隨意擺動了。

因此，我從水中漫步開始進行，與過去相比，日常生活中的疲勞感消失了。

（恩田範子‧五十七歲）

有舒適活動身體的體力，才能保證豐富的老年生活。

此外，水中運動絕對不是一種「修業」。也就是說，水中運動的原本目的，是讓你享受「水與遊樂，透過水享受快樂」。尤其中高年齡層可以配合自己的體力輕鬆的運動，遵守「面帶微笑、配合個人步調」的原則，這點非常重要。

你會逐漸喜歡水，同時確實創造健康。接下來就能透過游泳池與水親近、結交同伴，享受快樂的人生。

※　※

進行水中運動之前，必須訂立目標，透過努力練習的過程創造健康的身體，同時結交朋友。因此，一定要進行水中運動等主動運動。

爲了培養不生病的體力，同時爲了過著舒適的生活，首先應該前往游泳池。最好找朋友一起前往。

接下來爲了達成目標，一定要儘快結交朋友，才能成爲明日的健康泉源。同時，也成爲擁有健康人生的生存力量。

第2章 水中漫步是創造健康的寶庫

水中運動種類繁多，
建議各位進行漫步。
水中漫步具有各種優點。

維持、恢復身體的肌力，防範足腰的衰弱於未然，沒有比水中漫步更好的方法了。

1 為了創造健康，就從水中漫步開始

◆水中漫步能夠預防足腰衰弱

●為什麼水中漫步會流行

隨著年齡的增長，年輕時沒有想到的現象都出現在身體上。老化現象出現的年齡與程度因人而異，各有不同。無論如何，都無法再像年輕時一樣活潑的活動。原因大致分爲兩種。也就是肌力減退以及關節的可動範圍狹窄。所謂關節可動範圍，是指關節可以活動的範圍。

年輕時關節的可動範圍寬廣，可以大跨步行走。但是，隨著年齡增長，關節的可動範圍變狹窄，步幅縮小，以前傾的姿勢走路。

因此，哪怕只是一到二公分高的階梯，都可能使老年人絆倒，最後只能扶著東西上下階梯。

●走路的重要性

人類活著是否能夠自由走路是非常重要的事情。不能走路到底有多麼痛苦，即使不必詢問走路不便的人，大家都能想像。

一般的住家有玄關，由玄關往內必須跨過門檻進入起居室，房間與房間之間可能有隔間或門檻。一般而言，建築住家時不會事先考慮**無障礙**環境，因此，一旦家中有老年人，除非重新裝潢，否則門檻高度對老年人而言太高了。

如果住在沒有電梯的高樓，則每天必須上下樓梯，而如何越過重重的「障礙」走路，的確是很重要的事情。

因此，走路可說是日常生活基本項目。希望自己無論多大年紀都能自由的走路，就必須創造肌力，同時努力擴展關節的可動範圍。

●有效預防骨質疏鬆症

隨著年齡的增長會出現老化症狀，尤其許多女性都會出現骨質疏鬆症。這是因爲骨量減少，骨骼變成疏鬆的可怕疾病。

一旦骨量減少時，爲了支撐背骨，最初會對肌肉造成負擔，腰和背

無障礙
沒有障礙物的環境。去除步道或階梯，設置升降梯等，成為高齡者或殘障者容易生活的環境。

預防骨質疏鬆症不可或缺的鈣質

為了預防骨質疏鬆症，必須藉著運動刺激、鍛鍊骨骼，同時必須充分攝取鈣質。鈣質是容易缺乏的營養素之一，日常生活中一定要下意識多攝取。

乳製品或小魚、蔬菜等含有鈣質的食品種類繁多，不同種類的鈣質食品被身體吸收的比例各有不同，吸收率的高低順序依序為牛乳等乳製品，其次是小魚，接下來是蔬菜。

為了避免鈣質缺乏，日常生活中首先必須攝取乳製品。為了提高蔬菜或小魚的鈣質吸收率，必須同時攝取下列營養素。

●維他命D

只要一併攝取豐富的維他命D，就能大幅提高鈣質的吸收率。肝臟或魚、蛋黃、奶油中都含有維他命D。藉著日光浴也能在體內合成維他命D。

●蛋白質

肉或魚中含有的氨基酸能夠提高鈣質的吸收率。

●鎂

鎂是創造骨骼的重要礦物質。海藻與芝麻中都含有鎂。以鈣2鎂1的比例攝取最理想。

部都會疼痛。繼續進行時，不僅背骨，連全身的骨頭都會脆弱。因此，可能會因爲失去平衡而跌倒，手稍微碰觸地面就可能引起骨折。

爲了避免這些症狀，最有效的方法就是水中漫步，也就是在水中走路的運動。

◆在水中就能輕鬆運動

●借助水的力量

在陸上無法走路的人，在水中就能走路。在陸上必須拄拐杖或利用輪椅的人、必須扶著牆壁或利用輔助器具的人等，在游泳池中都可以自行站立或走路。

藉助水的浮力效果，在游泳池中的體重與在陸上相比，大約變成十分之一。在陸上無法抬起膝的人，在水中卻能將膝高高的舉起，理由就在於此。

水中具有浮力與阻力等特性，能夠緩慢走路的運動，對於創造身體的健康而言一定會有幫助。同時，在水中不必擔心跌倒的問題，能夠安心的運動。水中運動可以活用爲復健運動，理由就在於此。

●老化從腳開始

經常聽人說「老化從腳開始」，這是什麼意思呢？

雙腳支撐沈重的體重。腳聚集全身三分之二的肌肉。因此，隨著年齡的增長，想要輕快的走路，就必須鍛鍊腳。如果腳衰弱、活動減少時，則未使用的肌肉就會衰退。

「老化從腳開始」的理由不僅如此。腳的肌肉中有**緊張肌纖維**，尤其具有使大腦的神經細胞充滿活力的作用。大腦的神經細胞是決定最後壽命長度的腦細胞。

也就是說，是否鍛鍊腳的肌肉，也會影響壽命。鍛鍊腳不僅爲了防止臥病在床，同時也是長壽的祕訣。

●水中運動比陸上運動更有效

爲了鍛鍊腳，需要走路、跑跳等運動。有關這一點，在陸地上走路的確是適合鍛鍊腳的運動。但是與陸上運動相比，水中漫步則更爲安全。從坐輪椅的人到運動選手等，適合所有的人。

緊張肌纖維
骨骼肌因纖維性質不同，分為收縮速度較慢，但是具有優秀持久力的紅肌纖維＝緊張肌纖維，以及收縮速度較快，但是容易疲勞的白肌纖維。

先前敘述過，藉著水中的浮力，比起在陸上而言更能輕鬆步行。藉著水的阻力，能夠擁有比陸上更大的負荷而走路。

進行水中漫步時，不需要努力走到身體流汗為止。

只要慢慢、快樂的進行，一邊交談、一邊在水中走路，藉著水的阻力就能擁有恰到好處的運動負荷。

因此，水中漫步與陸上運動相比，屬於更安

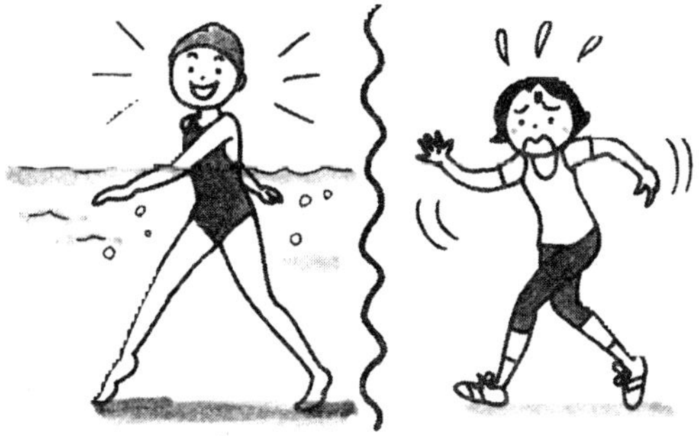

✦體驗談✦

確實提升肌力，能長久持續的樂趣

手腳冰冷症與肩膀酸痛毛病都消失了。已經五十歲了，現在還經常前往游泳池。水中運動能提升肌力，同時擁有長久進行的樂趣。

即使沒有運動經驗的人，在游泳池中也可以配合自己的程度，快樂的享受水中運動之樂，的確深具魅力。運動結束後擁有充足感。

（羽切龍子・五十歲）

全、更能輕鬆達成運動效果的方法。

◆毫不勉強持續進行水中漫步

●輕鬆長久持續進行

約十五年前，全國各地的游泳池都推廣「腰痛游泳」。最近，則以中高年齡層爲對象，水中漫步課程急速流行。

經過調查發現，參加漫步課程者的平均年齡約爲五十五歲。四十到七十歲的人會積極參加。大多數實踐水中漫步者的感想是，「水中運動能夠快樂、輕鬆的長時間進行。離開水中之後覺得非常倦怠。自己都知道運動量非常大」。

由此可知，水中漫步比在陸地上走路更有效。

只要持續進行水中漫步，在不知不覺中腳部就有肌肉附著，關節的可動範圍擴大。開始進行水中漫步後不久，請你注意自己的腳，相信與運動之前一定完全不同。與過去相比，一定能夠輕鬆自由的活動。

●恢復生活規律

水中漫步的魅力不僅如此，還能夠大跨步、隨心所欲的走路。在陸上無法進行的動作，在水中都能自由的進行。

而且，與陸地上相比，運動量增加。因此，平時沒有食慾、睡眠較淺的人，都能重新恢復生活規律。

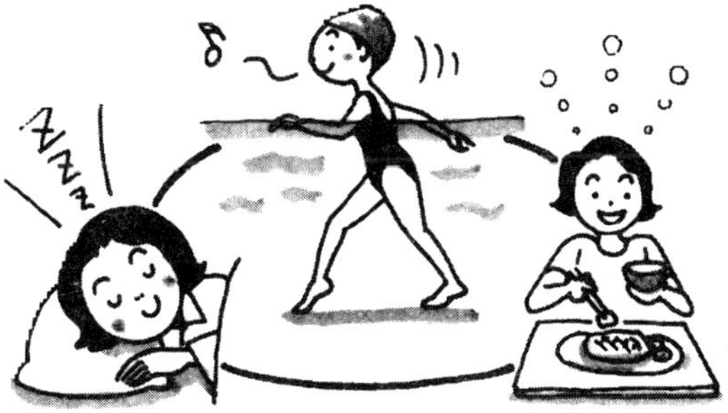

理由很簡單，運動之後肚子飢餓，就會覺得食物美味。藉著運動擁有舒適的疲勞感，就容易熟睡。

隨著年齡的增長，許多人可能因爲失眠而整晚無法入睡。然而運動之後就能輕易的獲得舒適的睡眠，在家人尚熟睡的黎明時分就清醒了。可以養成這些好習慣。

水中漫步，不僅能提高身體的機能，也能重新恢復生活規律，可說是「恢復年輕的健康術」。

2 利用水中漫步預防與消除肥胖！

肥胖是中高年齡層的共通煩惱。肥胖最可怕的一點就是會奪走人類的健康生活。

◆水中漫步最適合用來消除肥胖的理由

●肥胖是生活習慣病的元凶之一

男性的肚臍上方、女性的肚臍下方的內臟容易蓄積脂肪。如果腹部突出只是外觀不好看，當然沒有問題。事實上，正如同我們看到的印象一樣，肥胖的人無法進行靈活的生活。

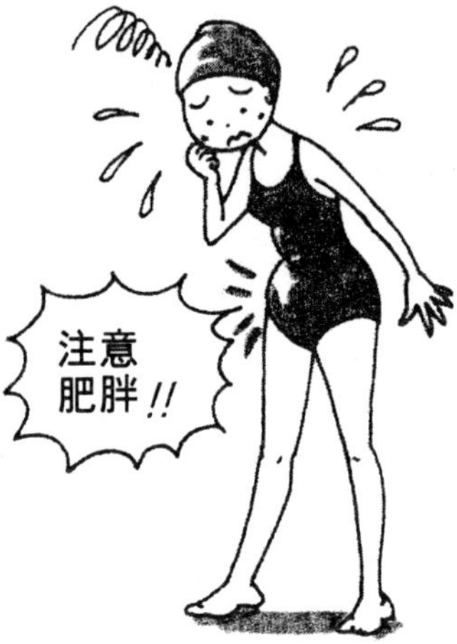

肥胖雖然不是疾病，但是，根據運動不足與肥胖的相關調查顯示，肥胖者的死亡率高於不胖

的人，肥胖的程度越高死亡率也越高。

此外，根據研究證明，如果放任肥胖不管，可能會罹患生活習慣病。因此，肥胖是糖尿病、高血壓、冠狀動脈疾病、肝障礙、腎障礙、痛風、腦中風等疾病的要因。

肥胖的直接原因是營養攝取過剩，也就是吃下超出必要以上的食物。此外，肥胖者大都運動不足。由此可知，肥胖與運動不足有密切的關係。

●消除肥胖的重點

到底應該做什麼運動比較好？提到運動時，也許大家認為什麼運動都可以，但事實上並非如此。為了預防及消除肥胖，不能進行需要大力量、短時間

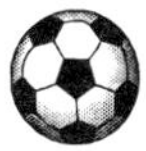

創造健康的運動小知識

「蘋果型肥胖」與「洋梨型肥胖」

肥胖分為內臟有脂肪附著型與皮下脂肪較多型這兩種。

內臟有脂肪附著的人，屬於上半身肥胖型（由體型來看稱為「蘋果型肥胖」）。根據研究顯示，容易引起代謝異常。臀部與大腿部附著脂肪者，則屬於下半身肥胖型（「洋梨型肥胖」）。蘋果型肥胖比洋梨型肥胖更需要注意。

只要利用腰圍÷臀圍就可以計算出上半身肥胖與下半身肥胖。男性為一・○，女性為○・九以上就是上半身肥胖。

進行的劇烈運動，而必須花較長的時間慢慢的持續運動，否則沒有任何意義。

這一點和**脂肪燃燒的構造**有關。希望蓄積在體內的脂肪燃燒，則必須進行攝取大量氧的運動。因爲唯有充分攝取氧，肌肉才能將脂肪當成運動的熱量源來利用。進行短時間的劇烈運動時，身體不需要大量的氧，肌肉會將無氧熱量的糖原當成熱量源來利用。這也是劇烈運動時脂肪無法燃燒的理由。

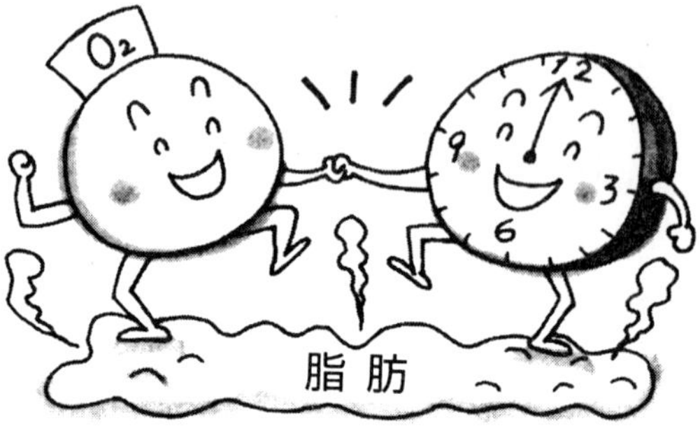

●有氧運動會燃燒脂肪

例如，一般人認爲做十次槓鈴運動就可以燃燒脂肪。但是，實際上做這種動作時，爲了發揮強大的力量，舉起槓鈴時是停止呼吸的。

這就是不需要氧的運動，稱爲無氧運動。無氧運動是可以在短時間內發揮力量的運動，但是無法使脂肪大量燃燒。

脂肪燃燒的構造

想要減肥一定要燃燒附著於體內的脂肪。脂肪燃燒與氧有關，體內吸收氧，再利用比較低的強度長時間進行有氧運動，對於燃燒脂肪而言非常重要。

馬拉松的情形又如何呢?爲了跑較長的距離，呼吸是重要的要素。如果不能攝取大量的氧氣，就無法持續跑下去了。

因此，唯有邊吸入氧氣邊運動，才能使脂肪燃燒。

運動後到脂肪開始燃燒爲止，需要十五到二十分鐘。在這段期間內，肌肉與無氧運動同樣的，是利用糖原當成熱量。過了十五分鐘之後，脂肪才能被當成熱量源來利用。如果不能持續運動這麼長的時間，則脂肪無法燃燒。因此，脂肪燃燒的關鍵在於「氧量」與「時間」。

如同跑馬拉松等需要大量氧的運動＝燃燒脂肪的運動，稱爲有氧運動。水中漫步也是一種有氧運動。

✦體驗談✦

一舉消除運動不足與壓力的問題

因為工作忙碌，所以運動量較少，平常就很擔心運動不足的問題。此外，有肩膀酸痛和頭痛的毛病，稍微運動就心跳加快，同時有壓力積存。

開始水中漫步之後，能夠輕鬆的持續運動，也能充分放鬆心情。

（匿名・四十七歲）

◆配合自己的步調在水中漫步，減少體脂肪

●在水中只要慢慢走就可以了

利用水中漫步燃燒脂肪，不需要運動到產生「好累」的感覺。重點是多花點時間進行。以往沒有運動的人，只花費十五到二十分鐘的運動，就可能會覺得很痛苦。

但是，進行水中漫步時，只要慢慢的持續走一段時間，就能燃燒脂肪。

同樣是走路，只要想成與在陸地上做同樣的事就可以了。但是，在陸上與水中漫步卻有很大的差距。事實上，水中漫步還有另一項優點。

即使在陸地上悠閒的走路，也無法有效的燃燒脂肪。爲了燃燒脂肪，需要最大心跳數（二二〇減年齡）百分之六十到八十強度的運動。想在陸上進行這種強度的運動，應該大跨步疾走，必須建立運動負荷。

有關這一點，在水中只要藉由水的阻力，就能增加運動負荷。水具有浮力，將腳輕輕上抬，想在水中前進是很辛苦的，如此自然就能增加

負荷。因此，配合自己的步調，悠閒的走路，就能讓脂肪燃燒。

●創造脂肪容易燃燒的身體

持續進行水中漫步就能鍛鍊肌肉。肌肉比例較多的身體，就是脂肪容易燃燒的身體。也就是說，只要持續運動鍛鍊細小的肌肉，就能變成不容易發胖的身體。

希望各位記住一點，就是短時間內體重不會改變，因此你可能認爲這種運動對於減輕體重無效。其實剛開始進行後不久，雖然脂肪減少，但是肌肉量增加，因此體重不會產生變化。

但是，在這個階段千萬不能放棄。只要充分鍛鍊肌肉，**體脂肪**就會減少，體重就會減輕。

花長時間貯存在體內的脂肪不可能輕易消除。一定要了解這一點。要以長遠的眼光思考確實減少脂肪的運動，並且持續進行。

當然，如果自己非常滿意「做了大量運動」，因此大吃大喝，那就沒有任何效果了。因爲當身體攝取的熱量比消耗的熱量更多時，又會成爲脂肪蓄積下來，所以千萬不能掉以輕心。

體脂肪　經由飲食攝取的脂肪中，沒有成為熱量使用掉，貯存在體內的脂肪稱為體脂肪。較常見於內臟周圍與皮下，尤其內臟周圍附著脂肪會成為疾病的原因。

柏格　昆那●柏格是瑞典的生理學家。發明成為運動指標之一的主觀運動強度。（八十六頁）

了解健康的運動強度的方法

運動（有氧運動）強度可以利用心跳次數來了解。運動中的心跳次數是以十秒乘以六倍（或十五秒乘以四倍）計算出來的。

高於一二〇次／分時，表示測定有誤差。運動時出現「身體很難過」、「很痛苦」等感覺，也是判斷的標準。

運動的人對於運動強度的感受，稱為「主觀運動強度」。瑞典生理學家柏格以六到二十的十五階段表示這種強度（下圖）。

所謂主觀運動強度，是指各數字乘以十倍時，與當時的心跳次數大致一致（二十幾歲的例子）。數字二十表示「不能再持續程度更強的運動」的強度。

以提高持久力為目的人，以十二到十六的範圍較恰當。不過，剛開始運動的人或高齡者、以預防慢性病為目的者，以十一到十三為適當的強度。

柏格的主觀運動強度

弱	6		
	7	◀very very light	非常輕鬆
	8		
	9	◀very light	很輕鬆
	10		
	11	◀light	輕鬆
	12		
	13	◀fairly hard	稍微吃力
	14		
	15	◀hard	吃力
	16		
	17	◀very hard	很吃力
	18		
強	19	◀very very hard	相當吃力
	20		

(柏格,1976)

進入水中之後更換為腹式呼吸，將氧吸入體內，發揮創造健康的效果。

3 提高呼吸機能、強化心臟

◆水中漫步能夠促進腹式呼吸

●任何人在水中都會使用腹式呼吸

我們平時不會特別意識呼吸的動作，因此，可以稍微注意自己的呼吸。首先用平常的方式呼吸，接下來好像要將空氣送入肚子、脹滿肚子一樣，大幅度的深呼吸。平常吸氣時，只有胸部會鼓起。但是，下意識要吸足氣的時候，連腹部都會用力。前者稱爲胸式呼吸，後者稱爲腹式呼吸。

在水中因爲水壓的緣故，人們很自然就會採用活動肺下方橫膈膜的腹式呼吸。例如，在水深五十公分處，承受一・〇五的氣壓；站立在水深一五〇公分處，則必須承受一・一五氣壓的水壓。只是站在那裏，這些水壓就會使得胸廓緊縮，腹部受到壓迫時橫膈膜往上推擠，所以不容易將空氣送入體內。因此，在水中會由較淺的胸式呼吸更換爲吸入大量氧的腹式呼吸。腹式呼吸對於健康有許多好處。

●腹式呼吸能夠鍛鍊呼吸肌

爲了呼吸，橫膈膜或外肋間肌等「呼吸肌」的作用很重要。但是，日常生活中我們無意識的進行胸式呼吸，因此，這些肌肉無法旺盛的發揮作用。爲了使呼吸肌充分發揮作用，必須採用腹式呼吸。

有些人稍微走一點路就會喘氣或是疲累，其理由之一，就是呼吸肌太弱了。在這種狀態下就會懶得運動。持續運動不足的狀態，會使得呼吸肌更爲衰弱，結果造成惡性循環。

但是，以往幾乎不運動的人，爲了消除運動不足的問題，突然從事劇烈運動時，立刻就會疲累，無法提升效果，反而會弄壞身體。但是進行水中漫步時，只要進入水中就能鍛鍊呼吸肌。

●呼吸能夠供給身體氧

呼吸能力由肺活量測量。一般人的肺活量平均爲三千cc，一般運動選手為四千到四千五百cc。但是，游泳選手的平均肺活量卻是五千到六千cc，為普通人的兩倍。藉著游泳經常鍛鍊呼吸肌，當然會產生這種結果。

肺活量越大，表示身體吸入的空氣量越多。為了維持身體的健康，增加肺活量是重點。

人類的身體在安靜時，全身細胞或組織會進行氧與二氧化碳的「氣體交換」。藉著呼吸持續補充氧與排出二氧化碳的功能是否旺盛，對於健康會造成極大的影響。

●腦使用大量的氧

將氧充分吸入體內，對於腦部也有好的影響。人類在安靜時腦的重量只占全部體重的百分之二，但卻要消耗血液中百分之二十的氧。

心臟一分鐘送出的血液量為五千cc，其中百分之二十的氧會被腦消耗掉。以一天來計算，腦需要消耗一・五噸的血液量。

此外，一立方毫米的肌肉細胞中的毛細血管長度為六毫米。同樣體積的腦細胞中卻多達一千一百毫米。

根據毛細血管量，就可以了解腦在身體組織中，屬於最消耗血液運送的氧的組織。雖然我們經常吸入新鮮空氣，但是，腦的氧預備保存量只有十秒分量。也就是說，只要氧量稍微不足，腦的功能就會停止。

◆水中漫步能夠提高心肺功能

●缺氧與血液循環

充分供給氧氣的時候，血液中的營養素完全燃燒，血液呈弱鹼性。但是，一旦缺氧時營養素無法完全燃燒，血液會酸性化。呈現酸性的血液其黏性較強，因此包括腦部在內，整個身體的血液循環不順暢。

當頭腦一片茫然時，可能是因爲缺氧導致老廢物與不純物質積存在腦部，這時就容易打呵欠。

身體藉著打呵欠吸入大量的氧，這樣就能促進血液循環，將積存在腦部的老廢物運出體外。

隨著年齡的增長，身體攝取氧的能力降低。加上運動不足，也會使這個能力更爲衰弱。爲了避免這種情況的發生，必須鍛鍊呼吸肌。

●鍛鍊心臟

利用水中漫步鍛鍊呼吸肌，會對身體造成很好的效果。持續運動時，呼吸攝取的氧由肺送到體內。更重要的，能順利運送氧的幫浦心臟。測定心臟收縮一次送出的血液量，在陸地上為四十八毫升，在水中則增加為七十六毫升。

也就是說，心臟在水中送出的血液量約為陸地上的一・五倍，藉著一次的心臟收縮就將血液送到體內各處。

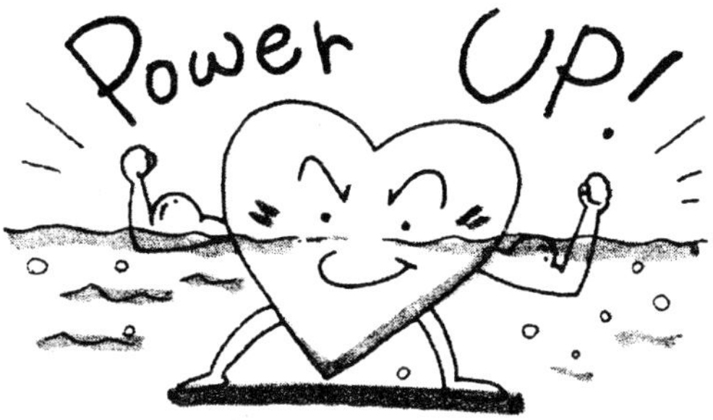

為了送出大量的血液，則心臟的功能一定要旺盛。

利用水中漫步鍛鍊呼吸肌的同時，也能提高肺與心臟的功能。

●預防生活習慣病、防止老化

只要提高呼吸機能，就能有效的預防生活習慣病。先前敘述過，腹式呼吸能夠使橫膈膜旺盛的發揮作用。

橫膈膜進行上下運動時，能夠促進血液循環、強化內臟。

進入水中之後身體開始活動，不知不覺中就能創造一個不知疲累的身體。

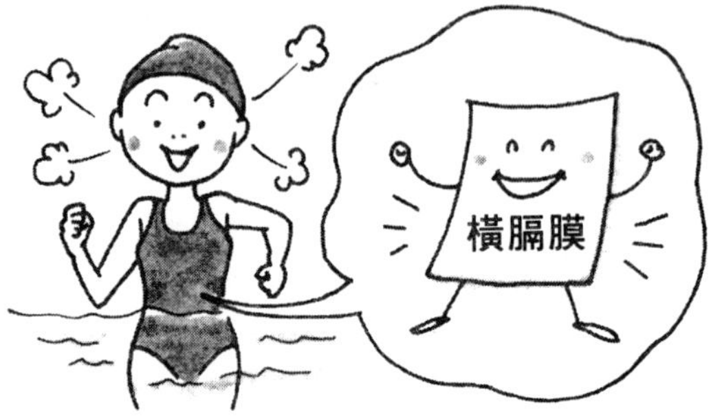

同時，能夠強化心肺功能與內臟。結果就能防止生活習慣病或老化。

創造健康的運動小知識

影響腦功能的葡萄糖

腦的重量雖然只有體重的百分之二，但消耗的熱量卻達總攝取熱量的百分之二十到三十。

腦唯一的熱量源是葡萄糖，血液中的葡萄糖比例（血糖值）是由胰島素與增血糖素荷爾蒙維持穩定。

出現焦躁、集中力降低、無氣力等煩惱的人，可能是因為送到腦部的葡萄糖較少（＝血糖值降低）的緣故。

胰島素 由胰臟分泌，能夠降低血液中糖分的荷爾蒙。

增血糖素 由胰臟分泌，使血液中糖分上升的荷爾蒙。

不習慣運動的中高年齡層也可以輕易進行水中漫步，防止肌力衰退，最適合用來消除肩膀酸痛與腰痛。

4 維持肌力，促進血液循環

◆為了維持肌力，水中運動最為理想

●鍛鍊過去沒有使用的肌肉

在意健康、想要運動的人與不運動的人相比，即使年齡相同，體力年齡可能有十年以上的差距。隨著年齡的增長，原本肌力就會衰退的想法並不準確。肌肉越使用就越發達，不使用就會衰弱。接下來介紹證明這個事實的例子。

處於無重力狀態的宇宙空間中，則肌肉完全無法使用。太空人待在宇宙空間一週或十天之後，再次返回地面時，回到機場時必定會受到眾人歡迎。但是，他們卻雙腳無力，根本站不起來。

看他們的體驗錄或文獻等，發現回到地面時，呈現肌無力症狀態，

甚至連親朋好友獻給他們的花束都捧不起來。

一直生活在地面上的人，很難想像這種情形。但是，如果長時間處於無重力的宇宙空間中，則因爲完全不使用肌肉，因此手腳的肌肉會暫時衰弱。

●水的負荷能夠鍛鍊肌肉

先前介紹過，水中運動因爲水的阻力能夠產生自然的負荷，如果揮動手臂或活動雙腳，加上不同速度與大小的動作，就能自由的更換負荷強度。

在陸地上鍛鍊肌肉時，例如，做伏地挺身或腹肌運動等，必須使用啞鈴或健身器材等加重負荷，才能達到鍛鍊的效果。但是，遠離運動的中高年齡層，很難將這些運動當成日常生活習慣。

水中漫步則是只要進入水中，就能產生運動效果，只要活動身體，就能自然給予肌肉負荷。

如果覺得負荷太輕時，就大跨步走路或多動一動，也可以加快速度走路，如此就能增加負荷。對於不習慣運動的中高年齡層而言，爲了維

利用資料掌握健康

有助於強化腹肌或背肌的水中運動

不同組別的腹肌次數變化

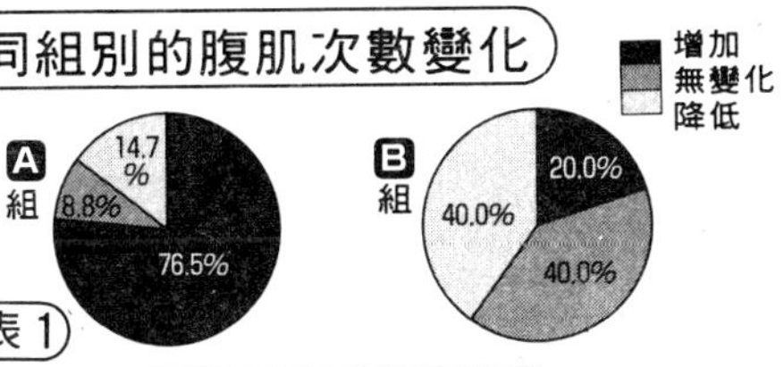

圖表1

不同組別的背肌次數變化

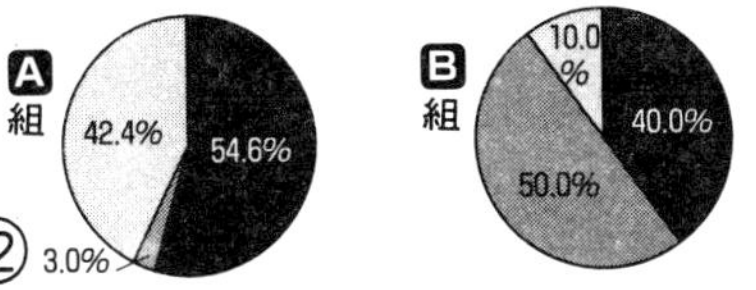

圖表2

水中運動對於腰痛有效，這是經由許多研究得知的事實（有關消除腰痛的課程，請參照一六三頁的敘述）。最佳的腰痛對策，就是利用環繞腰部的自然護腰，以及均衡的鍛鍊腹肌與背肌。水中運動為何能夠強化腹肌與背肌呢？

以下介紹一個實驗。比較進行一個月水中運動的A組與不運動的B組。分別測定腹肌與背肌運動，了解次數的增減。結果分別為圖表1（腹肌）與圖表2（背肌）。

比較兩組的圖表，發現進行水中運動的A組與不運動的B組相比，尤其腹肌運動的次數增加了。

經由實驗結果，證明水中運動非常有效。

出處：菅野篤子（1997）「以腰痛者為對象的水中運動教室的效果與指導法檢討」（筑波大學研究所體育研究科碩士論文指導教官：野村武男）

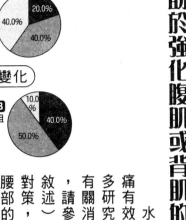

持肌力，這種水中運動最爲理想。

◆促進血液循環，消除肩膀酸痛與腰痛

●血液以抵抗重力的方式流動

各位在日常生活中是否有肩膀酸痛與頸部酸痛的煩惱呢？相信許多人都會覺得身體酸痛，因此感到煩惱。

但是，不要認爲這是因爲年紀大的緣故而放棄。肩膀酸痛等對於以雙腳站立的人類而言，是不可避免的宿命，還是有解決方法。

負責全身血液循環的是心臟。血液藉著心臟的跳動，透過動脈輸送到全身。但是，將血液送回心臟的靜脈不會跳動。

不過，靜脈在全身各處都有瓣，而且朝向心臟的方向張開。利用靜脈的血推擠瓣的時候，血液朝打開的方向流動，也就是逆流回心臟，然後瓣封閉，防止血液倒流。

在心臟下方流動的靜脈血不僅無法經由心臟的跳動推送，同時必須抵抗重力。因此，送到下半身的血液必須抵抗重力送回心臟。

長時間站立時，血液不容易送回心臟，因此，血液循環不良。經常站立工作的人，容易覺得腳疲累或浮腫的理由就在於此。

●血液循環停滯成為肩膀酸痛等原因

靜脈血的循環是否會輕易停滯呢？如果靜脈的血液循環順暢，對於身體會造成什麼影響呢？有關這些問題，可以透過以下的方法輕易了解。

首先將單手舉到比心臟更高的位置，輕輕揮動三十秒。然後雙手同時澆淋熱水或冷水。這時，會發現先前在高處擺動的手對於冷熱的感覺更敏感。

接下來緊握雙手，就會發現朝高處擺動的手感覺較輕，可以握得更緊。也

創造健康的運動小知識

幫助血液循環的擠奶動作

擠奶動作就是指伸縮肌肉，使血液循環的作用。活動足腰的肌肉，不斷壓迫與肌肉並行的血管。這個動作能發揮讓血液回到心臟的幫浦作用。

因此，健康的人即使站立二、三個小時也無所謂。這時腳部肌肉微妙的活動，只要少許活動就能幫助血液回到心臟。

就是說，高舉的手的血液循環比較順暢，感覺也比較敏銳。

當血液循環不良時，就會出現酸痛、疼痛、麻痺以及發癢、發炎、潰瘍、浮腫、腫脹、僵硬等各種症狀。這和血液運送到身體各處的營養有密切的關係。

●利用水壓使血液循環

人體是藉由血液中的紅血球運送到末端細胞的氧進行新陳代謝。此外，細胞或組織所需要的營養也經由血液運送。

因此,當血液循環不順暢時,維持健康所需要的營養無法充分送達，就會成爲障礙的原因。爲了消除這些症狀，只要在水中進行漫步就能發揮效果。水中有水壓，可以促使靜脈血回到心臟。在水中活動身體時，肌肉也能發揮如同幫浦般的作用壓迫靜脈，促進血液循環。

此外，在水中漫步能夠使橫膈膜的功能旺盛，並將大量的氧吸入體內，幫助血液流回心臟。

身體進入水中活動之後，血液循環順暢，也能消除肩膀酸痛，感覺神清氣爽。

利用水中運動達成降血壓的效果

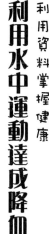

一項水中運動與健康效果的實驗結果如下。

平均年齡六〇・二歲（女性五八・四歲，男性六四・四四歲）的男女九四名（女性六七名，男性二七名）進行水中運動，然後測量血壓。實施時間是一次九十分鐘，一週二次，總計進行八週，測量血壓的變化。

結果如圖表1（收縮期血壓的變化）與圖表2（舒張期血壓的變化）所示。

經由圖表發現，收縮期血壓原本大約為一五〇mmHg（平均值），開始進行水中運動之後明顯減少，八週後大約降低為一二五mmHg（平均值）。

舒張期血壓的情形也相同。開始運動的第一天大約為九十mmHg（平均值），八週後降低為七三mmHg（平均值）左右。

根據實驗得知，水中運動具有降低血壓的效果。

實施水中運動8週後收縮期血壓的變化(mean±se)

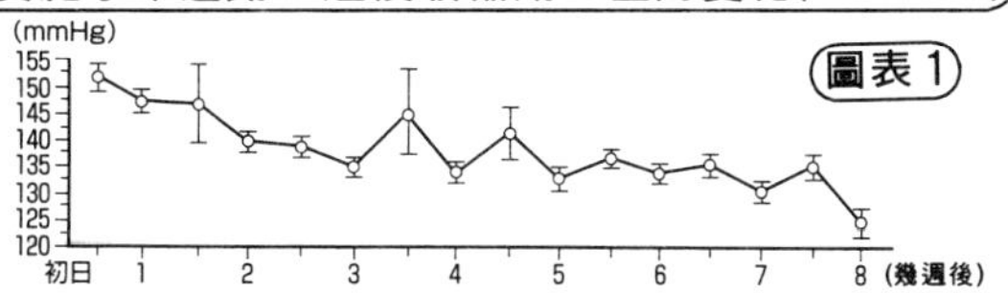

實施水中運動8週後舒張期血壓的變化(mean±se)

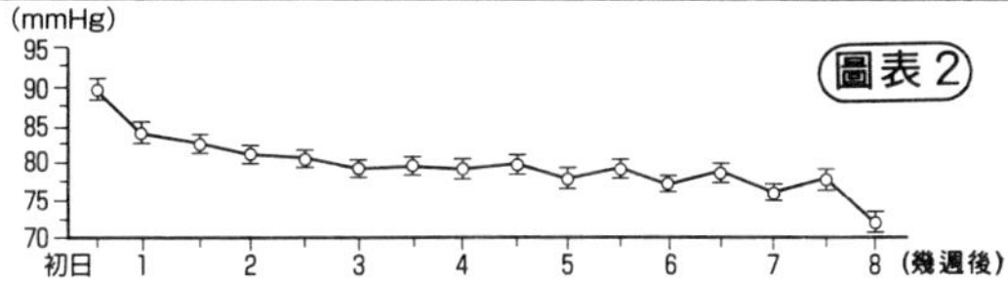

出處：筑波大學體育科學系　野村武男游泳研究室

水中漫步能夠發散壓力，調整自律神經或荷爾蒙的平衡。

5 水中運動能夠提升身心的平衡

◆神清氣爽、消除壓力！

●運動不足也是壓力的要因

生活在現代社會中，必定會感受到許多壓力。像胃潰瘍、十二指腸潰瘍、動脈硬化、糖尿病、高血壓等疾病，或是生活習慣病的原因之一就是壓力。

此外，沒有生病，卻因爲壓力而出現慢性疲勞，導致缺乏生氣的人並不少。

壓力不僅來自周遭的環境，運動不足也是一大要因。

隨著年齡的增長，活動身體的機會自然減少。一旦運動不足時肌肉衰弱，同時體脂肪增加。

整個身體的活力降低。活力降低就會造成心理不穩定，繼而出現壓力而造成惡性循環。

●利用水中漫步發散壓力

爲了脫離這種狀態、消除壓力，則運動是最好的方法。因爲運動不足造成的焦躁、不安或是憂鬱的心情，全都能一掃而空。能夠輕鬆進行的水中漫步是最適合的運動。可以期待產生紓解壓力的效果。

在水中運動有助於緩和神經緊張。利用運動導致肌肉疲勞，就能獲得精神的放鬆。夜晚可以睡得很好，有助於消除壓力。

進行水中漫步的時候，只要進入水中就能擁有與平常不同的經驗。置身於與平常完全不同的環境中，能夠刺激大腦而轉換心情。

●浮在水中得到放鬆

使身體漂浮在水中，就可以得到放鬆。以下介紹一個例子。

中東的以色列與約旦國境交界處，有一個稱爲死海的湖。這個湖泊廣受觀光客歡迎的原因，就是因爲置身於其中能夠充分放鬆身心。

這裏的湖面，比地中海的水面低四百公尺，因此湖水不會外流。

由周圍流入的礦物質含量豐富的水，經年累月積存在湖中。因此，流入死海中的鹽分比海水高達八到九倍，鹽分濃度高達百分之二十六到三十二。

因此，任何人在這個湖泊中都能漂浮。觀光客能夠享受死海中的浮力之樂，同時邊看報紙或雜誌，悠閒的打發時光。

人類享受浮於水中的無重力狀態，就能輕易的放鬆身心。因此，歐洲人也將大量的鹽溶入水中，製造「人工死海」，進入其中漂浮以去除全身的肌肉緊張、獲得放鬆，成爲一種精神治療法。

即使鹽分濃度不像死海那麼高，人們也能漂浮於水中。在水中漫步時，可以抓著游泳池中的繩索，或扶著游泳池邊漂浮。這時，只要悠閒的伸展手腳，就能產生放鬆的心情。

●保持自律神經平衡

爲什麼放鬆非常重要呢？因爲自律神經的功能與人類的意志無關，能夠調節內臟與分泌的作用。自律神經包括活動時占優勢的交感神經系，與安靜時占優勢的副交感神經系兩種。

平常兩者取得平衡而發揮作用。

但是，當身體承受壓力時平衡失調，交感神經系的功能增強，就會出現心跳加快、胃抽痛等症狀。

爲了消除壓力，必須先使自己放鬆的理由就在於此。

身體達到放鬆狀態時，副交感神經就會發揮作用，與因爲壓力而功能增強的交感神經之間取得平衡。

肉體得到放鬆時，精神也能產生安心感。一旦壓力消除就會充滿幹勁，獲得最佳的放鬆效果，重新恢復幹勁。這也是水中漫步的效果之一。

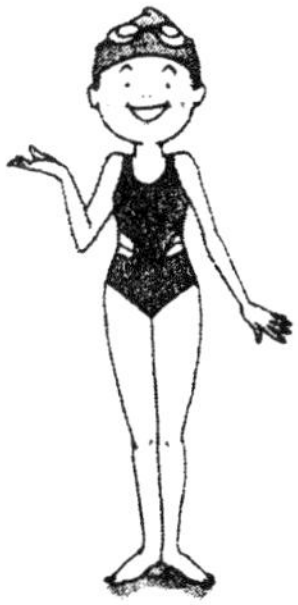

✦體驗談✦

利用水的阻力獲得運動的滿足感

因為水的阻力，運動後獲得滿足感。短時間內就能得到運動效果。

我想強調的一點是，水中漫步不會對於腰、膝、腳脖子關節造成負擔，同時能夠增強腳部肌肉、防止疼痛。在水中漫步直到流汗的程度，就會覺得非常爽快。

（田島實・七十六歲）

自律神經的作用

造成壓力的狀態		放鬆的狀態
緊張	← 肌肉 →	放鬆
增加	← 流入心臟或骨骼肌的血流量 →	減少
增加	← 心跳次數 →	減少
上升	← 血壓 →	正常值
收縮	← 皮膚或胃腸的血管 →	擴張
冒冷汗	← 手足 →	溫熱清爽
β波	← 腦波 →	α波
覺醒驅動型	← 腦內荷爾蒙 →	靜穩快感型
增加	← 基礎代謝量 →	減少
消耗	← 熱量 →	蓄積

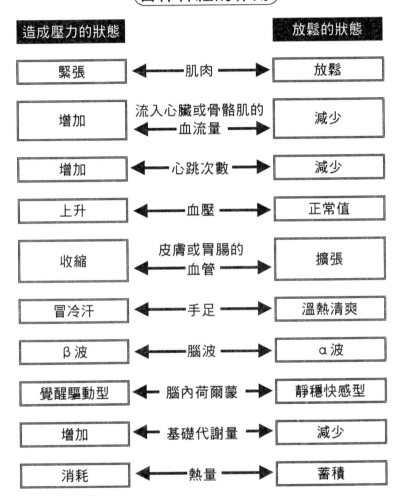

◆恢復體溫調節機能、強化皮膚

●維持體溫調節機能

運動時體內產生熱、體溫上升。這時，體溫調節機能發揮作用，具有降低體溫的作用。皮膚的血管擴張，會發汗、散熱。

相反的，置身於寒冷地帶時，體溫調節機能發揮作用，就能使身體發熱。在寒冷的地方身體會發抖的原因，就是利用發抖提高代謝率產生熱。身體的體溫調節機能構造精巧，如果不使用就會生鏽。生活在現代社會中，夏天利用冷氣、冬天利用暖氣，現代科技製造了一個沒有寒暑的舒適環境。

長期生活在這種環境中，則身體原本就具有精巧的體溫調節機能降低。爲了維持機能，進入水中的環境能夠發揮威力。

●給皮膚好的刺激

進入水中時感覺寒冷的刺激，會使全身的毛細血管收縮。這是爲了減少體表的血液，避免熱從皮膚喪失的身體防衛本能。

也就是說，當全身浸泡在游泳池的冷水中，血管對於冷水的刺激產生反應，讓身體記住這種反應而提高對於環境變化的防衛本能。

對於溫度刺激產生鈍感的現代人，只要進入水中，對於皮膚而言是一種非常珍貴的訓練。此外，進入游泳池時血管會收縮，在這個狀態下活動身體，就能使血管擴張而產生熱。

在水中運動時，皮膚的血管收縮與擴張反覆進行，就能提高體溫調節機能的作用，創造一個能夠對應溫度變化的身體，這麼一來就不容易感冒了。

身體七成的毛細血管分布在皮膚。只要鍛鍊皮膚，就能提高血管的反射能力，使血液循環順暢。只要血液循環順暢，就能防止血管老化。結果就能使細胞活化。

◆調整荷爾蒙平衡、克服更年期障礙

●使荷爾蒙分泌旺盛

隨著年齡的增長，女性最擔心的問題莫過於外表的改變。肌膚與頭髮的光澤不可避免的會逐年喪失。肌膚與頭髮失去光澤的原因，就是女性荷爾蒙之一的**雌激素**（卵泡素）減少。

由於雌激素減少產生的問題，就是骨骼中的鈣質流失而致使骨骼疏鬆的骨質疏鬆症。血液中的膽固醇值增加，會引起動脈硬化。

此外，以往藉著雌激素的幫助而擁有光澤的肌膚，也會變得乾燥。

造成女性極大煩惱的，就是女性特有的更年期障礙。原因是女性荷爾蒙大幅度減少。一般而言，女性大約在四十到五十歲之間迎向停經期。

這時身心出現的各種失調現象，稱為更年期障礙。症狀的原因就是荷爾蒙平衡

◆體驗談◆

結交朋友，擁有快樂時光

在水中能夠快樂的運動，的確深具魅力。同時還能結交朋友，現在一週前往游泳池一次，是非常快樂的事情。

開始水中漫步之後體脂肪減少，今年都沒有感冒。短時間內在水中運動比陸上運動更有效。

（橋本富枝・六十四歲）

雌激素 卵巢製造的荷爾蒙。老年期卵巢功能衰退時，分泌狀態產生變化，會造成身心的異常感（更年期障礙）。

失調。但是千萬不要失望。水中漫步能夠使肌膚恢復光澤，讓妳輕鬆的度過更年期。

首先是身體浸泡於水中時，肌膚可以直接感受水的刺激與水壓。對肌膚的刺激能夠促進荷爾蒙分泌。此外，利用漫步活動肌肉，使得支配肌肉的神經功能旺盛，也能促進荷爾蒙分泌。

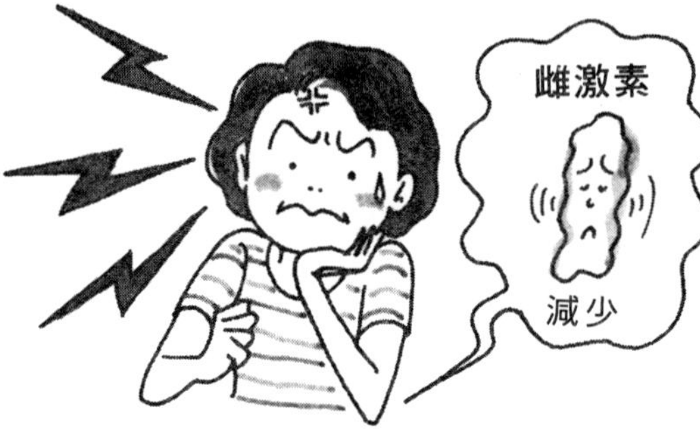

水中漫步是由在水中走路開始，只要這麼做就能促進荷爾蒙分泌，調整荷爾蒙的平衡。

●消除更年期特有的焦躁

更年期的障礙，具有個人差異。許多女性可能會暫時出現憂鬱狀態，或是毫無理由的焦躁。這種症狀也可以藉由水中漫步消除。

水中漫步藉著在「水中」這個特殊環境，以及「走路」的運動，具有使心情煥然一新的效果。

因此，有助於消除更年期特有的焦躁症狀

或壓力等。

一般而言，出現更年期障礙的四十到五十幾歲的期間，正是女性在家庭或社會中都具有主要作用的時期。

這是人的一生中最忙碌的年代。應該如何度過這個時期，是非常重要的問題。

不過，並非所有女性都有更年期障礙的痛苦。有些人根本還沒有意識到更年期，就已經結束這個期間。因此，爲了舒適的度過這個時期，如何預防以及克服是非常重要的課題。無論任何年齡，女性最大的憧憬就是「身心都保持年輕」。

進行水中漫步時心中擁有餘地，能夠調整荷爾蒙的平衡，使肌膚滋潤。因此，水中漫步對於中高年齡層的女性而言，是最能滋潤身心的強力同志。

◆體驗談◆

比游泳五十公尺更需要體力

上游泳課時體驗到水中漫步。比起游泳五十公尺而言，在水中走五十公尺更需要體力。心跳次數也提高了。

與在陸地上走路相比，不必擔心受傷就可以運動，同時，浮於水中是一大樂事。

（高木啟子・四十九歲）

健康點菜

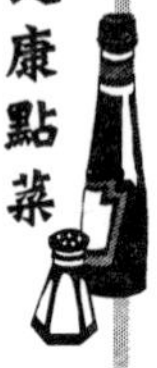

抑制活性氧增加的抗氧化物質

氧是人類生存不可或缺的物質，但是氧也會對身體帶來害處，那就是現在成為話題的活性氧。

進入體內的氧中，有百分之幾會受到金屬離子或酵素的影響而變成活性氧。活性氧與其他物質結合的力量非常強大，會從結合物質那裏奪走電子（使其氧化）。被活性氧奪走電子的物質呈現不安定的狀態，又從身邊的其他物質處奪走電子，想要獲得安定的狀態。

因此，陸續在體內製造出不安定物質，由內部損傷身體，引起動脈硬化或癌症等。

細胞氧化也是其中之一。利用細胞膜使營養素與氧的出入順暢進行的是一種稱為不飽和脂肪酸的脂肪，也會被活性氧氧化。

人體原本具備杜絕細胞氧化的機能，但是，因為壓力、運動、吸煙、過度飲酒等，對身體造成負擔時，這些機能就無法順暢的發揮作用，活性氧就會增加。

因此開始注意抑制細胞氧化的抗氧化物質。抗氧化物質包括茶、豆類、穀類、蔬菜類中可以攝取到的營養素，例如維他命C、E等。

此外，葡萄酒與巧克力中含有的多酚也具有抗氧化的作用，這是經由實驗證明的事實。

第3章 實踐水中漫步

實際走入水中瞧瞧。
首先記住基本動作。
學會祕訣之後，水中漫步變得更快樂。

任何人都能輕易進行水中漫步。如果輕忽進入水中的步驟，可能會發生意外事故。

1 開始水中漫步之前

◆利用水中漫步獲得健康與青春

●將游泳池當成創造健康的場所

現在游泳的愛好者逐年增加，可以說是一個開始考慮健康並加以實踐的年代了。

基於這種傾向，近來有許多游泳教室除了開設以往的游泳班之外，也加入水中漫步等水中運動，提供各種課程。無論任何年齡與體力，游泳池成爲一個創造健康的設施而備受歡迎。

先前說明過，水有助於維持與恢復健康。使用水可以進行復健或是塑身、維持青春、創造健康，相信現在有許多人都認同這一點。

當然，這和室內溫水游泳池的普及也有密切關係。因爲溫水游泳池普及，一整年都可以輕鬆享受游泳與水中運動之樂。

●維持青春

我們的社會已經真正迎向高齡化社會了，如何維持以及增進中高年齡層的健康，成爲重要的社會問題。當然，國家應該對此採取對策。

但是，對許多人而言，等到國家訂出對策可能爲時已晚。老年人如果希望擁有自己的生活，首先必須努力維持健康。現在要求的是「自己的健康靠自己維持」。

平均壽命超過八十歲之後，水中運動已經被視爲防止老年人臥病在床的運動了。水中漫步可以配合個人的體力與健康狀態，毫不勉強的進行。當然不必考慮年齡或性別的問題。

開始水中漫步之後，首先，可以重新拾回已經遺忘的舒適生活。同時，可以使得老年生活變得更健康、豐富。

●在水中重新拾回年輕

成長於羊水中的人類，再次藉著水重新拾回年輕，這也象徵著水和人之間的神奇關係。

水中漫步是任何人都隨時可以進行的運動，這是它的最大魅力。

所謂「百聞不如一見」。一定要前往附近的游泳教室看一看。看看和你同年齡的人在水中快樂運動的樣子，就可以了解水中漫步是任何人都可以簡單進行的運動。

◆不要忘記做暖身運動！

●重要的暖身運動

入水之前一定要做暖身運動。水中漫步可說是運動障礙較少、較安全的運動。但是，一不小心也可能發生意外事故。

最容易發生的問題就是肌肉抽筋，尤其是**小腿肚抽筋**。所謂小腿肚抽筋，是指小腿肚的肌肉痙攣，產生強烈疼痛感而在水中無法動彈，成爲溺水的原因。

小腿肚抽筋發生的原因，就是突然伸展不使用的肌肉，加上進入水中之後身體冰冷造成的。

爲了避免這種情況，一定要好好的進行暖身運動。尤其是平常不運

小腿肚抽筋
小腿肚產生劇痛、痙攣的狀態。

動的人，關節或肌腱、肌肉較僵硬，因此小腿肚容易抽筋。

此外，和陸地上不同的是，進入水中之後容易受到水溫或浮力、阻力等的影響。

因此，身體進入與平常不同的環境中時，一定要事先做準備，暖身運動不可或缺。

●水中運動的暖身運動

暖身運動並非特殊的運動。只要進行一些簡單的體操就可以了。具體而言，可以做以下的運動。

一、當場跳躍

放鬆全身的力氣輕輕跳躍。

二、旋轉手臂

✦體驗談✦

減少關節的負擔，安心的持續運動

為了改善腰痛的宿疾而開始進行水中漫步。三個月內消除腰痛。與在陸地上走路相比，在水中關節的負擔減輕，可以安心的持續運動。

現在不需要看醫生了，生活變得十分規律。

（古藤重義・六十歲）

伸直手臂往前、往後繞。

三、擴胸運動

雙臂上抬到肩膀的高度，屈伸手肘進行擴胸運動。

四、體側屈伸

手臂高舉在頭上，上身朝左右屈伸。

五、前後屈

雙手伸向前方，上身前屈，雙臂甩向後方時上身後仰。

六、扭轉身體

上身先朝左轉，再朝右轉。

七、伸腳

雙腳張開伸直。

八、伸展跟腱

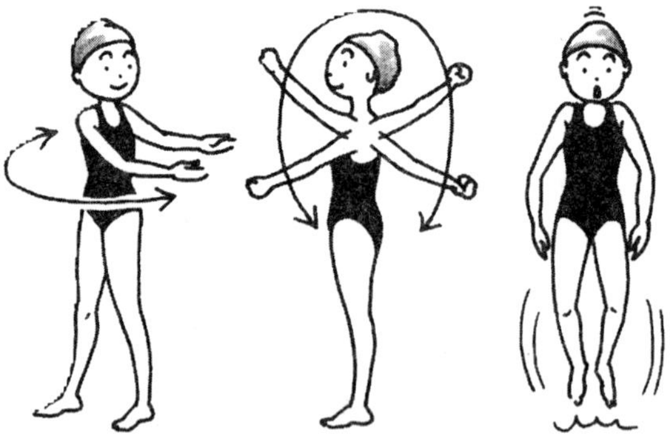

腳朝向前後大幅度張開，伸展跟腱。

九、屈伸膝蓋

手按住膝，屈伸膝蓋。

十、繞手腕、繞腳脖子

抖動旋轉手腕，繞腳脖子。

十一、深呼吸

用力吸氣之後完全吐氣。

※　※

慢慢進行一到十一的動作，大約五到六分鐘就能做完。進入游泳池之前一定要先做暖身運動。

在水中抽筋時不要慌張，可以沈入水中，用雙手握住抽筋腳的腳趾，用力伸直跟腱。

◆體驗談◆

嚐到在陸上無法享受的運動樂趣

因為膝關節疼痛而看門診，醫生說我的運動不足，建議我多散步。但是因為膝痛，覺得走路很痛苦而無法長期持續。

然而，進行水中漫步不會感覺膝痛，可以享受運動的樂趣。現在膝痛減輕，能夠輕鬆的步行了。

（大木敏子・六十歲）

◆了解自己的身體

●檢查自己的健康狀態

進入水溫比體溫更低的游泳池時，有些人的身體會變調。最常見的例子，就是進入水中時血壓上升造成的變異。不過這是暫時性的，只要依照正確的順序運動就沒有問題。大約過了五到十分鐘，身體自然就會適應水。

但是，如果一開始就做劇烈運動，身體的負擔過重就糟糕了。進入水中十分鐘左右，不要太急切，應該慢慢的活動身體。

同時，進入游泳池之前，一定要好好的檢查健康狀態。經常把握運動前後的體重、脈搏數、血壓、身體狀況等。除了可以「了解這時的身體狀況」之外，還有其他的優點。

如果中高年齡層持續幾個月進行水中漫步，則幾乎所有人的血壓都會下降。只要記錄健康狀態，以此爲資料，就可以了解改善健康的情形。可以當成了解水中運動效果的指標。

●不能進入水中的人

具有以下症狀的人，最好先徵求醫生的同意，再進入水中。

嚴重的心臟病、腎臟病、糖尿病、結核、肋膜炎、腦貧血、腳氣或是眼睛疾病、耳朵疾病、皮膚疾病、急性期的腰痛、癲癇等容易昏倒性的體質，或是因爲風濕而心臟異常，以及罹患傳染性疾病等。

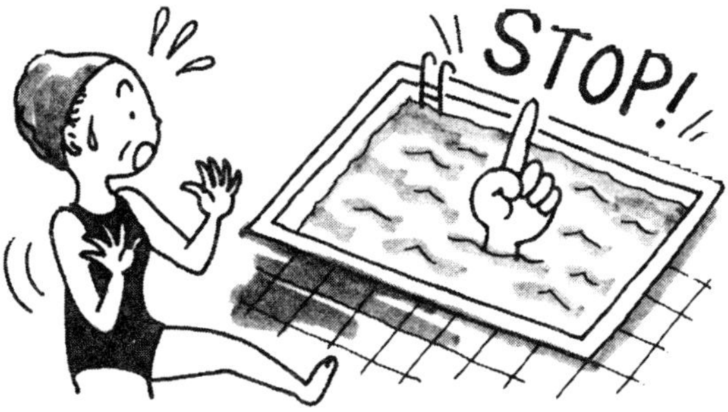

此外，經醫生禁止進行水中運動的人，絕對不能進入游泳池。血壓過高或偏低時，也必須接受醫生的指示，儘可能小心。

即使未生病，但是疲勞、睡眠不足，或是肚子非常餓、吃太飽的時候等，都必須避免進入水中。飯後至少要經過一個半小時後才可以進入游泳池。

●注意體溫降低的現象

高齡者的肌膚感受到的水溫與實際溫度之

間有差距。也就是說，即使身體已經發冷，但也許卻感覺不到。

這是因爲隨著年齡的增長，體溫調節機能衰弱而造成的現象。

進行劇烈運動之後體溫會上升。但是，進行水中漫步的運動強度，則體溫應該不會升高。一般游泳池的水溫是二十九到三十度，對於高齡者而言稍微偏低。

中高年齡層的身體通常有皮下脂肪附著，因此，不會因爲水溫稍低而出現體溫顯著降低的現象。比較例外的是體脂肪較少的人，體溫可能會降低。

不會使體溫降低的游泳池的水溫是三十三度左右。不過，大多數的游泳池是配合兒童或是健康的大人等，因此很難設定三十三度的水溫。必要時，運動中途可以利用**渦流池**或**氣泡池**、熱水池等防止身體寒冷。

如果游泳教室沒有控制水溫的設施，則可以利用市售保持體溫的**短綁腿**或背心。

●運動之後應該讓身體休息

渦流池 渦流浴缸。利用水的流動當作治療。

氣泡池 會噴出細小的氣泡，能夠消除疲勞，緩和肌肉痛或肩膀酸痛，具有促進血液循環效果的浴缸。

短綁腿 能夠覆蓋膝上到膝下，具有保溫效果的訓練裝備。

運動後絕對不能掉以輕心。離開游泳池之後，會因爲浮力而產生脫力感，因此覺得身體有點沈重。必須花一點時間才能熟悉陸上的步行。

這時，不要立刻更換衣服，可以稍微躺在椅子上休息。

進入游泳池時沒有什麼問題，但是離開游泳池之後覺得不舒服，或是出現貧血、心臟異常的人並不少。這時，最好藉著溫水淋浴或氣泡池等放鬆身體。

爲了避免出現上述症狀，或是跌倒受傷等意外事故，離開游泳池之後應該多花點時間讓身體休息，這點非常重要。

此外，補充因爲運動流失的水分也是維持身體健康的重點。離開游泳池之後應該適當的補充水分。

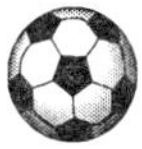

創造健康的運動小知識

預防貧血的建議

貧血的原因大都是因為缺鐵而引起的缺鐵性貧血。尤其女性因為月經或授乳、勉強減肥等，鐵質容易缺乏，因此必須充分補充鐵質。

肝臟或貝類等動物性食品中所含的鐵質容易被人體所吸收。黃綠色蔬菜或海藻類中所含的鐵質比較不容易被吸收。為了提高鐵質的吸收率，最好同時攝取維他命C或動物性蛋白質。

水中漫步是為了維持與增進健康而進行的運動，因此不要過度努力，以免體力無法負荷。

2 安全有效的水中漫步入門

◆漫步的基本姿勢與走路方式

●不要勉強，應該自由的進行

事實上，只要進入水中走路，就會發現具有相當大的運動量。平時不運動的人突然進行水中漫步時，對身體而言是相當大的負擔。

想要安全而有效的進行水中漫步，必須以與水好好相處的心情放鬆自己。讓整個身體接受水的刺激。最初僅止於覺得「還不夠」的運動量就好了，絕對不要勉強。

結束暖身運動之後，首先坐在游泳池邊，雙腳打水後再進入水中。即使忘了基本姿勢或水中漫步的細節也無妨。進入游泳池之後，可以依照自己的方式游泳，或是利用雙腿自由的活動。

身體接觸水的時候會產生一種興奮、愉快的感覺。這可以說是水具有的神奇力量。自由活動的時候如果覺得快樂，就可以進行水中漫步了。

下意識的在水中走一走。不過，最初不要以想要擴展關節可動範圍的大跨步方式來行走。

●最初的水中漫步

水中漫步的進行方式，是站在可以扶到東西的地方，直到水到達胸部爲止的高度。因爲浮力的關係，體重減少爲陸上的百分之三十。例如，體重六十公斤的人在水中可能只剩下十八公斤。

雖然體重變輕了，但是，在水中卻無法自由的快速走路。因爲身體在水中時，全身必須均衡的承受陸地上所沒有的抵抗。

不要過度意識自己在水中，就是在水中順暢走路的祕訣。雖然不是完全相同，但是基本上與在陸地上走路的姿勢相同。

水中漫步與陸上的步行相同，首先一定要學會基本姿勢。

挺直背肌，手大幅度擺盪，腳跟先著地。在陸地上走路時手臂會自然擺盪，到了水中應該儘可能彎曲手肘，用力朝前後擺盪。手輕輕握拳，

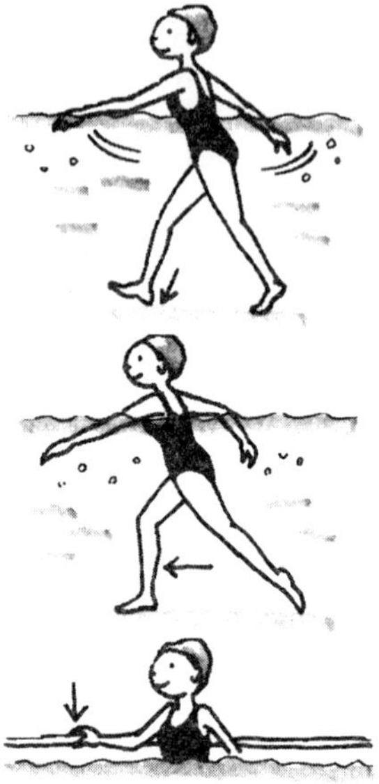
①手大幅度擺盪，
腳跟先著地
②慢慢大跨步走
③如果不習慣水可
以扶著池邊

水中漫步的基本知識

好像要將水撥開似的擺盪前進。

此外，比起在陸地上走路而言，在水中時膝蓋要大幅度彎曲，抬高大腿往前邁進，如此，就可以減少水的阻力而容易前進。

重點是有節奏的走路。意識集中在腳底。腳跟先著地，再用整個腳底牢牢的踩著游泳池底走路。身體在水中容易漂浮，因此容易利用腳尖站立走路，不過，這種走路方式無法獲得充分漫步的效果。

怕水或是腳不方便的人，可以扶著游泳池邊或使用浮板走路。

◆勉強走路只會使效果減半

●水中漫步的時間與距離

最初走十五到二十分鐘就足夠了。習慣在水中走路之後逐漸延長時間。距離方面，最初慢慢的走二十五公尺，應該配合自己的體力走路，絕對不要勉強。然後慢慢的延長距離。

在水中時，浮力會發揮作用，減輕對於身體的負擔，因此感覺很舒服。但是，必須注意在水中容易失去身體的平衡。

尤其高齡者的平衡感衰退，因此，一定要穩定的慢慢行走。初學者可能因為失去平衡而滑倒、喝到水。此時不要焦躁，一定要慢慢的進行。

學會平衡的活動之後，逐漸邁開大步走路，或是橫著走。進行慢慢擴展關節可動範圍的運動。扶著游泳池邊進行也無妨。

●擴展關節可動範圍

接下來說明如何擴大關節的可動範圍。擴大關節可動範圍運動（伸展運動）的基本，就是「感覺很舒服的伸展身體（肌肉）」。慢慢的伸展筋骨或肌腱，提高身體的柔軟性。這時必須注意下述幾點。

秒。

一、不要操之過急，應該慢慢的伸展。

二、慢慢的以放鬆的狀態進行。

三、感覺強烈疼痛之前就要停止，保持這個姿勢，停止十五到三十

四、意識集中在伸展處。

五、不要停止呼吸，應該自然的呼吸。

運動的時候，注意到底使用身體哪一個部分非常重要。伸展運動與暖身運動同樣在運動之前進行，能夠預防意外事故，或是減輕事故的傷害。進入游泳池之前一定要進行。

一三〇～一三二頁介紹伸展方法，請參考進行。

●一週進行幾次比較有效

一週進行幾次水中漫步比較有效呢？

如果為了提高效果而每天前往游泳池，反而會造成負面效果。因為進行水中運動比陸上運動消耗更多的熱量。如果每天進行，身體會感覺疲累。

但是，如果一週只進行一次又太少了。一週一次利用運動創造的肌肉，等到下一次運動之前又恢復原狀。一週一次只能維持現狀，爲了提升效果，最好一週進行兩次水中運動。

如果一週進行兩次，則利用運動提高的組織或體力在恢復原狀之前，再次進行接下來的運動，就能鍛鍊身體。依照這個步調持續進行，就能確實提高身體的機能。

但是，千萬不要抱持「不得不運動」的想法。如果將運動當成一種義務，則絕對無法長久持續進行。水中漫步的大前提，就是「快樂走路」。因此，只有三分鐘熱度絕對行不通，一定要長久持續，這才是創造健康的重點。

基本上是想去的時候就去，將其當成興趣之一，以快樂的心情進行。

此外，開始進行水中漫步之後，如果身體出現異常，例如「腰痛」、「肩膀抬不起來」等，就必須趕緊告訴教練。

與教練好好的溝通自己的身體狀況，也可以請教練爲你設計適合目標的運動內容。

◆更有效的創造身體

●熟悉水中漫步之後

如何決定熟悉水中漫步之後的運動強度呢？

基本上必須測量心跳次數。在水中與陸上相比，同樣的運動必須設定較低的心跳次數。理由是，在水中回到心臟的血液量增加，心臟每次跳動擠出的血液量增加，只需要比較少的心跳次數，也能將同量的氧運送到全身各處。這是因爲受到水溫、水壓與呼吸等的影響。

一般而言，同樣是有氧運動，水中漫步與陸地上的走路相比，大約十次的低心跳次數比較適當。

如果採取與陸地上相同的運動方式，則對身體造成的負擔太大，運動強度太強。因此，應該比在陸地上放鬆力量，不要太勉強。

運動太輕微或太強烈都無法產生效果。爲了提升水中運動效果，與「吃八分飽」同樣的，以百分之八十左右的運動量較爲理想。

有關運動的時間不能一概而論。與陸上運動相同，必須根據身體的狀況來決定。一般而言，與陸地上相同的時間，或是稍微縮短時間，就會比陸上運動消耗更多的熱量。因此不能過度運動。

●鍛鍊每天生活使用的肌力

進行水中漫步的目的，就是創造一個能在陸地上自由活動的身體。因此，在游泳池起身的動作也是很好的運動。

如果游泳池有階梯，則只要上下階梯，就是很好的足腰運動。

在陸地上的生活中，具有重要作用的抗重力肌的訓練不可或缺。只要持續進行水中運動，強化肌力，則即使年齡增長，也能很有自信的活動身體。

想要增加水的阻力而鍛鍊肌力的人，可以利用市售的道具。此外，對於容易滑倒的游泳池底感覺不安的人，可以購買水中專用的鞋子。

✦體驗談✦

下雨天或單獨的時候也可以運動

無論是下雨天或是單獨的時候都可以運動，實在非常好。比起在陸地上走路而言，在水中可以自由的走路。與陸上運動相比，短時間內就可以提升數倍的肌力。

為了提升下肢的肌力並去除肥胖而開始水中漫步。兩個目的似乎都達成了。而且能夠消除壓力。

（白井洋子・五十八歲）

◆伸展運動

爲了避免小腿肚抽筋等問題，進入水中之前一定要做伸展運動。

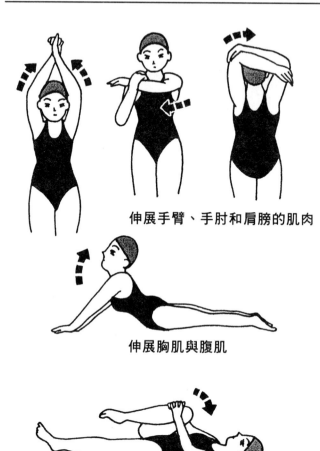

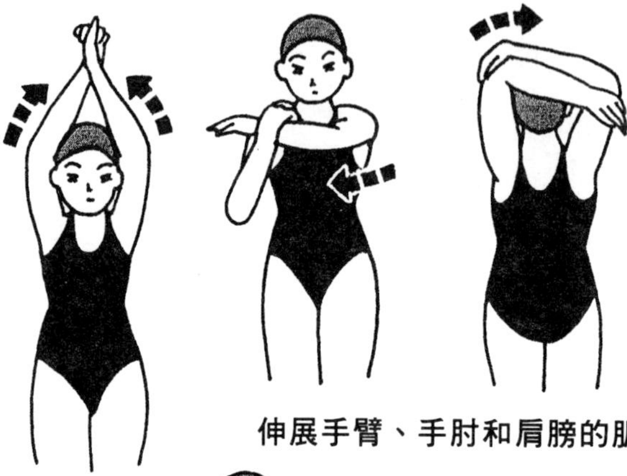

伸展手臂、手肘和肩膀的肌肉

伸展胸肌與腹肌

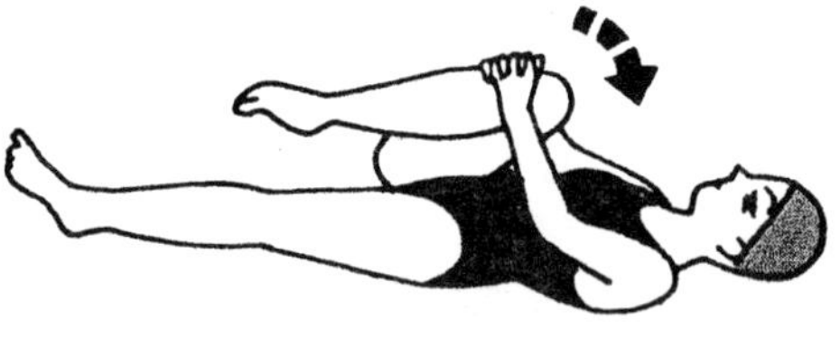

伸展腰與背部、大腿後外側、大腿的肌肉。扭轉身體時兩肩不要上抬。

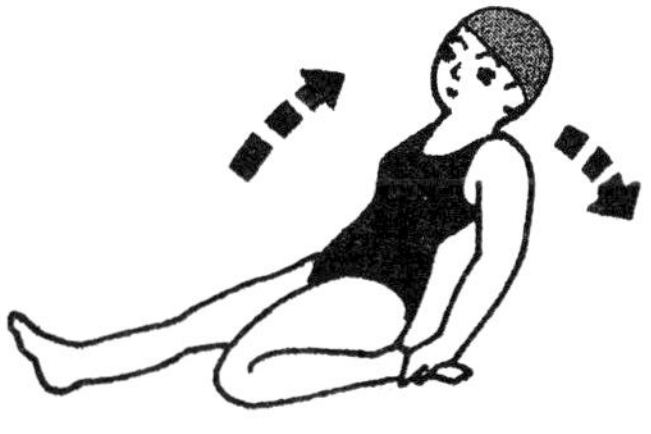

不要因為反彈而
彎曲，同時伸直
腳脖子和大腿上
側的肌肉

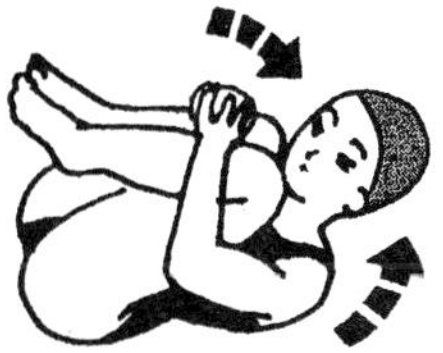

伸展背與腰部肌肉。身體
僵硬的人雙手在膝下交疊
，抱住身體

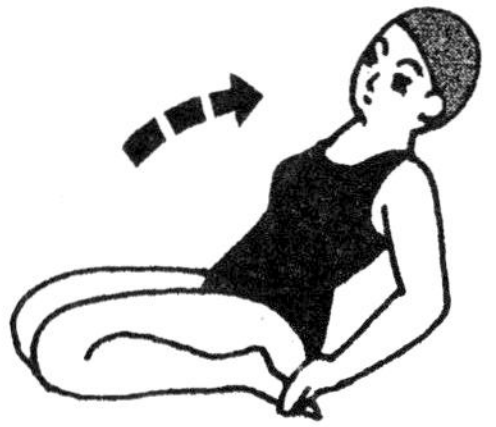

伸展腳脖子與大腿肌肉。
腳脖子疼痛時以雙手按
壓，保持這個狀態靜止

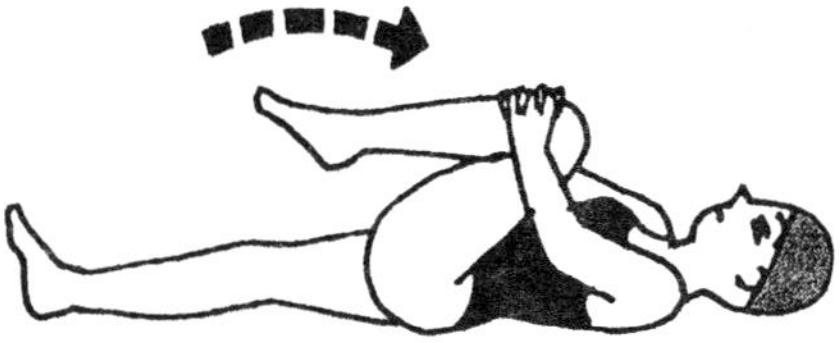

伸展腰與大腿後側肌肉

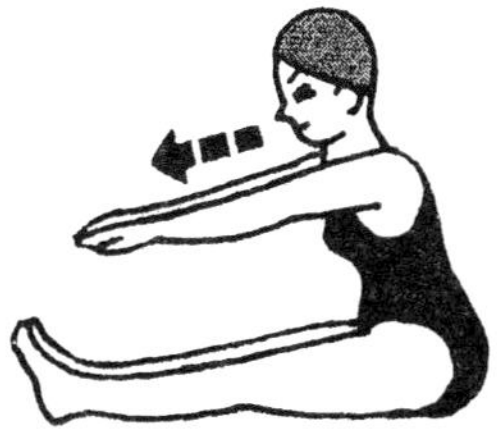

伸展大腿上側與後側肌
肉。注意避免造成反作
用力(接 132 頁右上圖)

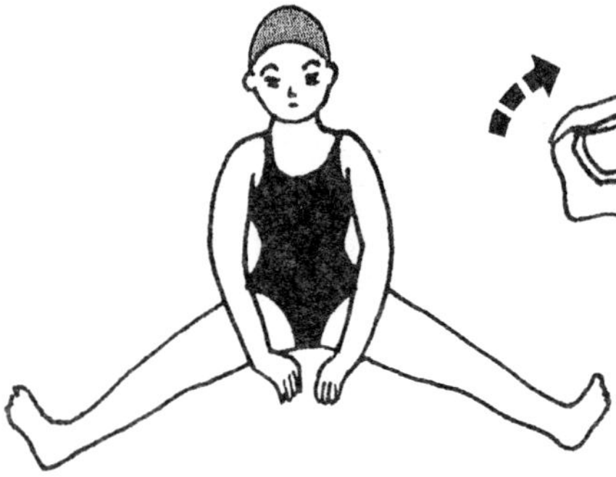

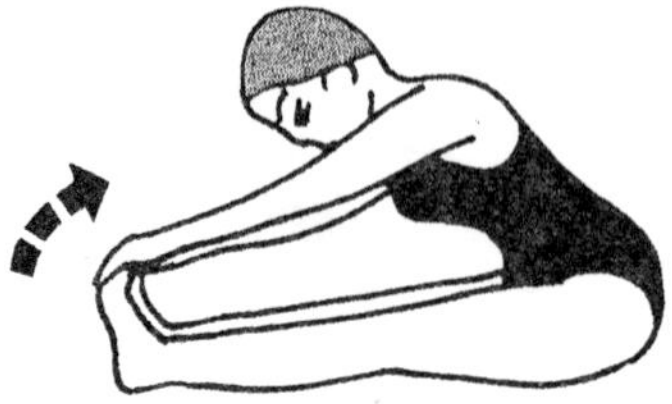

伸展腰與大腿（上側、內側一起伸展）的肌肉。從腰部開始彎曲

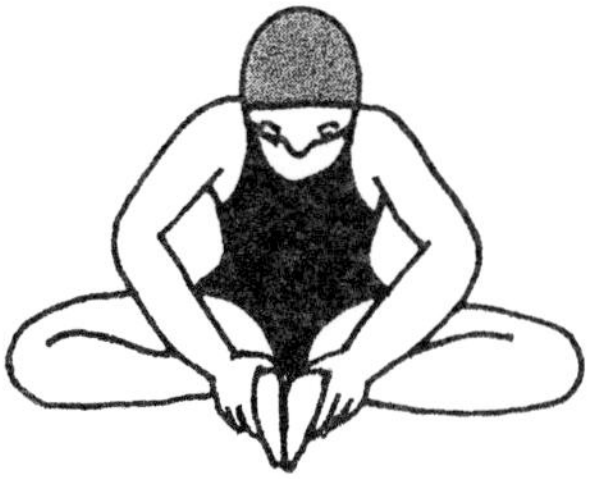

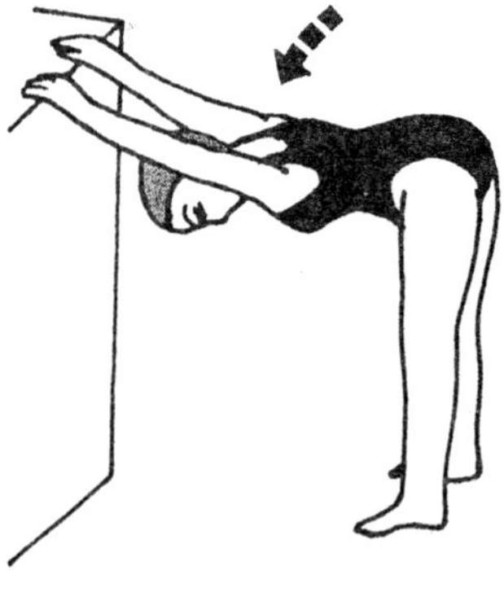

伸展肩膀肌肉。不要給予強大的反作用力，重點是緩慢進行

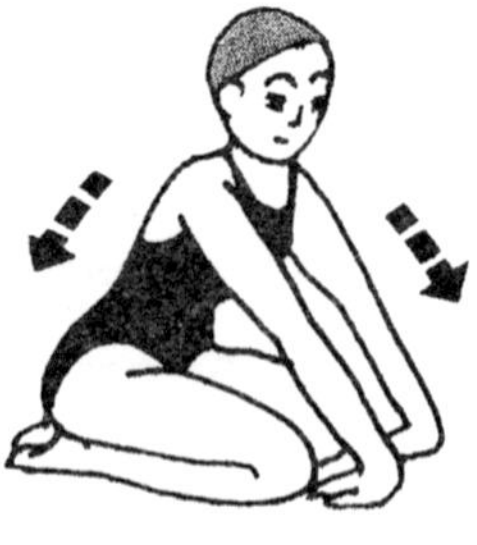

靜止 20～30 秒，伸展手臂與手腕肌肉

實際進入游泳池中，從與水中漫步有關的基本動作開始做起

3 熟悉水——水中運動基本項目

❶ 以站姿進行

①蹲下站立（屈蹲）

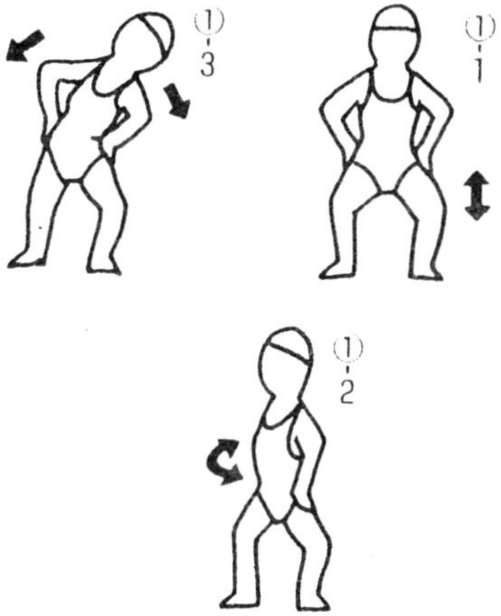

①-1 基本動作

雙手叉腰，雙腳張開比肩寬稍寬，蹲下站立。腳尖與膝朝向同一方向。

①-2 一邊轉身，一邊蹲下站立

蹲下站立，同時上身往左右扭轉。

①-3 彎曲上身，同時蹲下站立

蹲下站立，同時上身朝左右交互傾斜。注意腰不要後仰。

②身體上下運動（平衡）

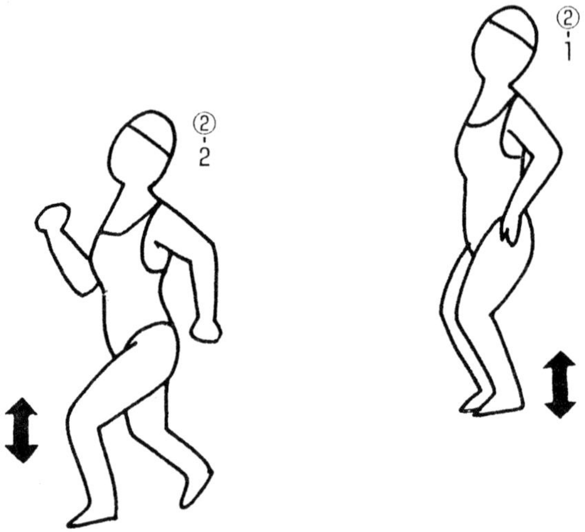

②-1 屈伸膝（併攏屈伸）

雙手叉腰，雙腳併攏站立，腳跟抬起放下。膝彎曲伸直，好像要挺直背部似的進行。熟悉之後可以改變身體的方向。同時加入手臂的動作，慢慢增大手臂的動作，加入變化。

②-2 雙腳朝前後張開，進行膝的屈伸運動（跑步姿勢）

雙腳朝前後張開，變成好像跑步時的姿勢。保持這個姿勢擺動手臂，同時進行膝的屈伸動作。注意腳尖與膝朝向同一方向。

③抬膝&踢

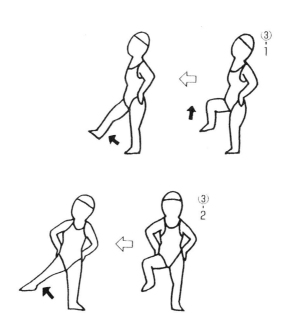

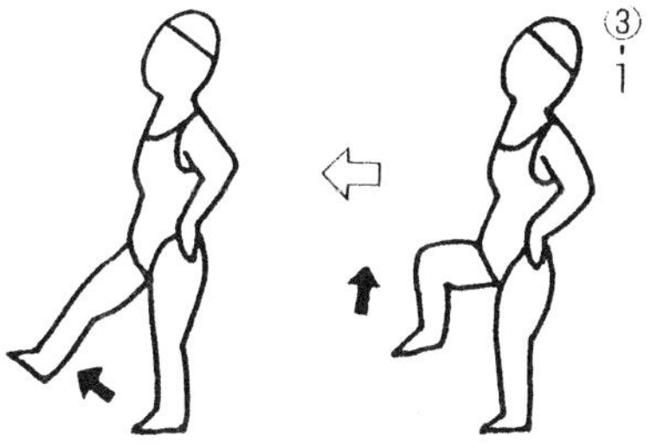

③-1 膝蓋前抬做踢的動作

屈膝，大腿朝前方抬起，利用抬起的腳背踢水。取得平衡後，可以加入上身倒下與手的動作。

③-2 膝側抬踢水

屈膝，大腿朝側面張開，用抬起的腳背踢水。可以加入用手撥水、上身倒下或踢的動作。

【建議】③-1、③-2踢水時，腳不要抬到水面上方。

❷ 走路

①踏步

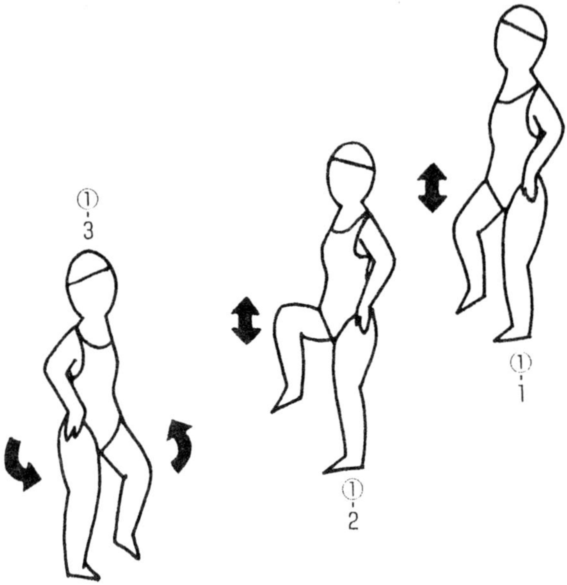

①-1 當場踏步

水深及肩，利用雙腳踏步。熟悉之後可以擺動手臂、加快速度。這時必須挺直背肌，意識集中在手臂的動作。

①-2 抬膝當場踏步

抬高膝當場踏步。感覺好像用腳底踩水似的進行。

①-3 一邊踏步一邊旋轉

當場踏步，同時轉動身體，朝向四十五度、九十度、一八〇度的方向。熟悉之後可以進行三六〇度旋轉。

②走路

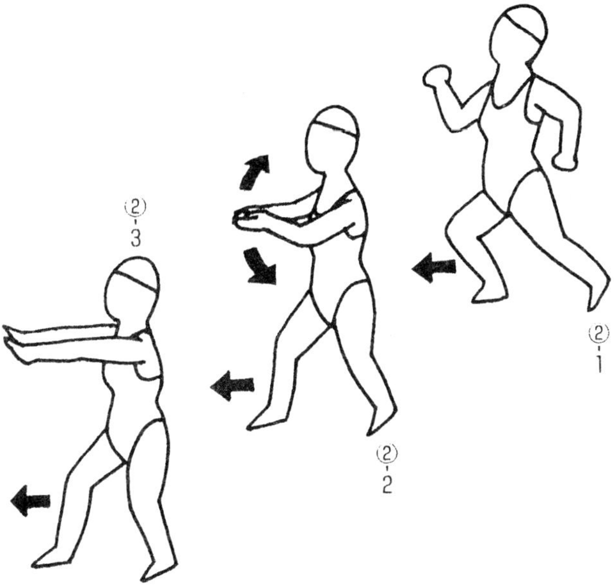

②-1 基本走路（前進、後退）

擺動手臂，同時在水中走路。除了往前進之外也要倒退走。將膝抬高前進一步、後退一步，朝斜前方或斜後方前進後退，方向與節奏富於變化。

②-2 採用蛙式撥水姿勢走路

注意比較大的動作，採用蛙式撥水動作，邊做動作邊走路。將手肘大幅度拉到後方。

②-3 僵屍姿勢走路

雙臂伸向前方，好像用手臂推水面似的，邊推邊前進。

③側踏步

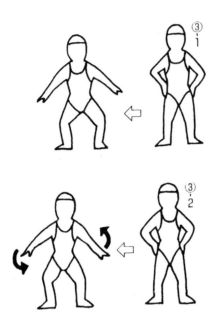

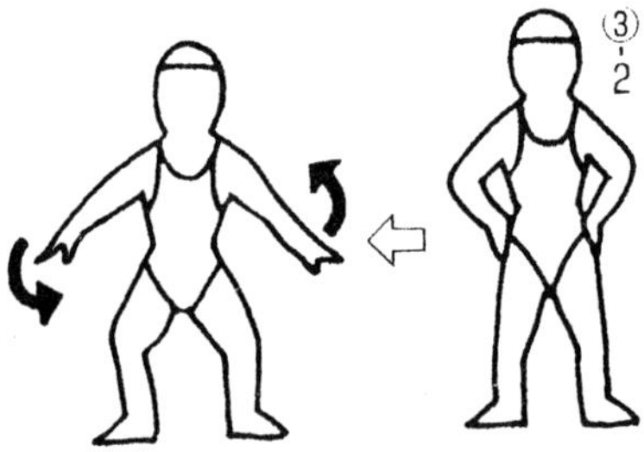

③-1 側面走路

依照螃蟹走路的要領，將一腳帶到另一腳邊，以滑步方式朝側面移動。分別朝左右移動。熟悉之後可以增大步幅。

③-2 轉換身體的方向，進行側面走路

一邊朝側面走路，一邊轉換身體的方向，朝四十五度、九十度、一八〇度的方向前進。可以利用水流進行。

④取得平衡，同時大跨步走路（腳跟走路）

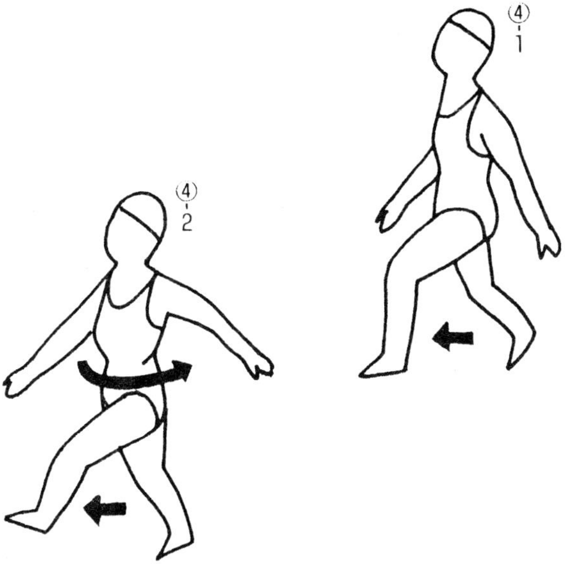

④-1 腳跟著地，同時邁開大步走路

腳往前踏出時，由腳跟開始穩穩的著地，大跨步走路。

④-2 扭轉身體，同時大跨步走路

水深及肩，扭轉身體、呈鋸齒狀的走路方式，或是更換步幅等，可以自行變化。

❸ 跑步

①基本跑步

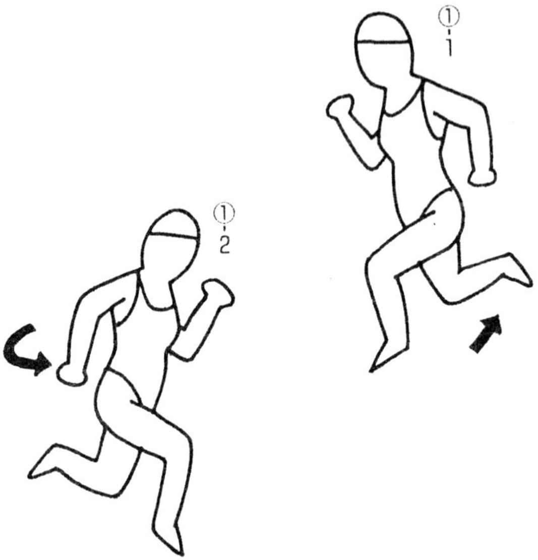

①-1 後踢同時跑步

上身往前倒，腳往後踢進行水中跑步。好像游蛙式或自由式，手做撥水的動作。踢的時候注意腰不要後仰。

①-2 朝左右或斜向移動跑步

朝左右、斜向等各種方向移動。

②抬膝跑步

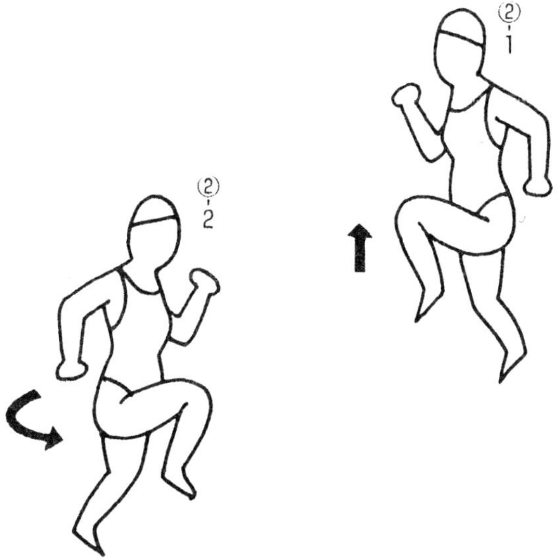

②-1 將膝抬高跑步

抬高膝蓋跑步。盡量將膝蓋踢高，水深及肩，可變化姿勢。變換跑的規律。

②-2 邊跑步邊旋轉

抬高膝跑步，同時朝向四十五度前後、九十度前後、三六〇度旋轉等，改變身體的方向。注意重心腳的膝不要伸太直。

③側面跑步

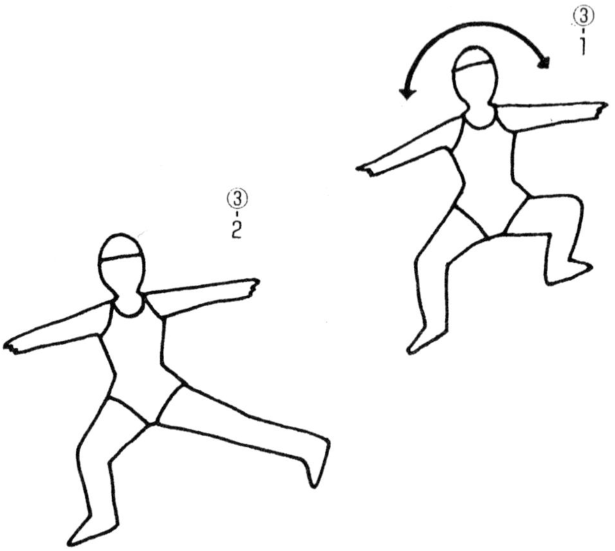

③-1 基本側面跑步

身體好像時鐘的鐘擺般擺盪，同時朝側面跑步。習慣之後可以配合節奏變化。不要變動頭部的高度而移動身體，或是身體一上一下的進行，加上手臂的動作，更換姿勢進行。

③-2 踢水，同時側面跑步

朝側面踏出時，浮起腳的膝不要彎曲，朝側面跑步。利用浮起的腳踢水進行。

④輕跳

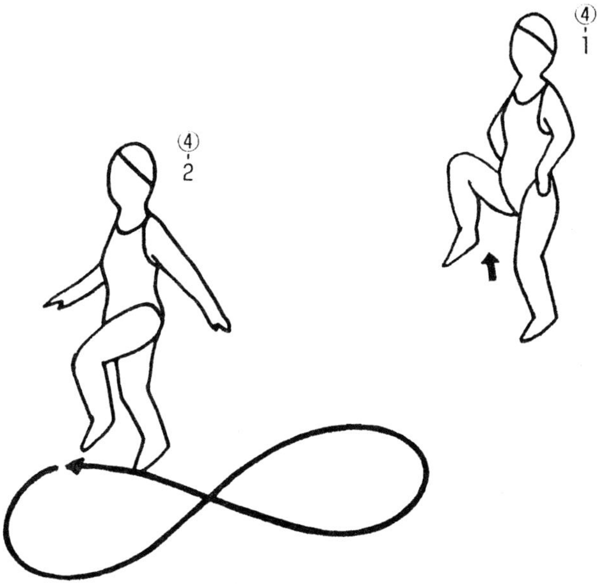

④-1 抬膝輕跳

雙手叉腰，抬高膝當場輕跳。

④-2 加上手臂的動作輕跳

加入手臂朝前後或左右擺盪的動作，當場輕跳。感覺好像利用全身做動作。也可以向前進、後退的動作挑戰。習慣之後以寫8字的方式移動。

❹跳躍

①雙腳跳躍

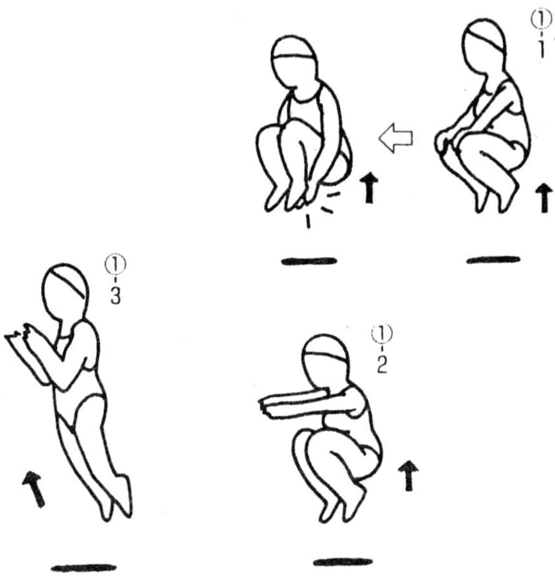

①-1 抬膝跳躍

抬高兩膝當場跳躍。可以用雙手碰膝或拍打大腿下方。不要改變頭的高度，只要將膝往上拉起即可。

①-2 僵屍跳

雙臂往前伸直，手在水中拍打水面，同時以跳躍的方式前進、後退。放鬆上半身的力量，用雙腳踢游泳池底。

①-3 彈力跳

雙腳輕輕往後踢，利用彈力跳躍。腳碰地時放鬆全身的力量沈入水中。

①-4 邊跳躍邊移動

一邊跳躍，同時朝前後左右、斜向移動。

②開閉腳跳躍

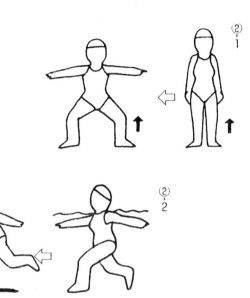

②-1

②-2

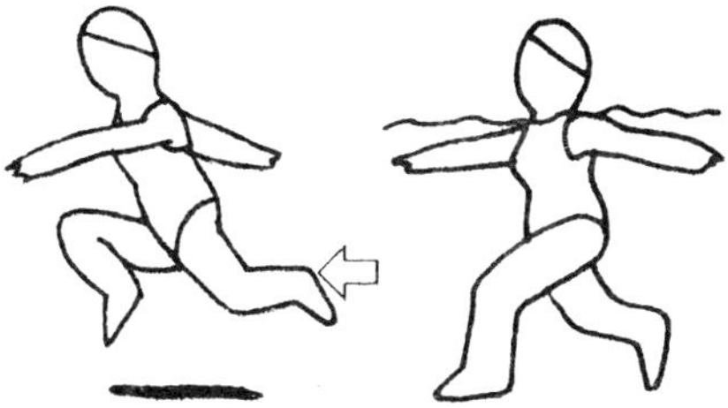

②-1 腳朝左右開閉跳躍

跳躍時腳朝側面張開、併攏。

習慣之後，跳躍時身體旋轉四十五度、九十度、一八〇度。此外，好像滑步般移動，雙腳併攏時可以交叉雙腳。

②-2 腳朝前後開閉跳躍

好像互換前後腳似的跳躍。水深及肩進行。注意身體必須前傾。

【建議】②-1、②-2組合進行也不錯。

③側跳

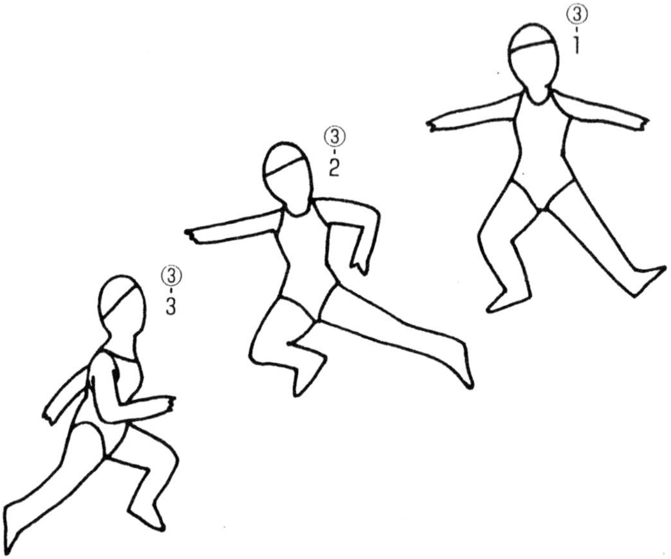

③-1 單腳側跳

用單腳連續朝側面跳躍。

③-2 側跳，同時用單腳踢

以③-1的動作朝側面跳躍，同時用另一腳踢水。

③-3 朝左右大幅度側跳

增大跳躍的步幅，朝左右移動。

④扭轉身體同時跳躍

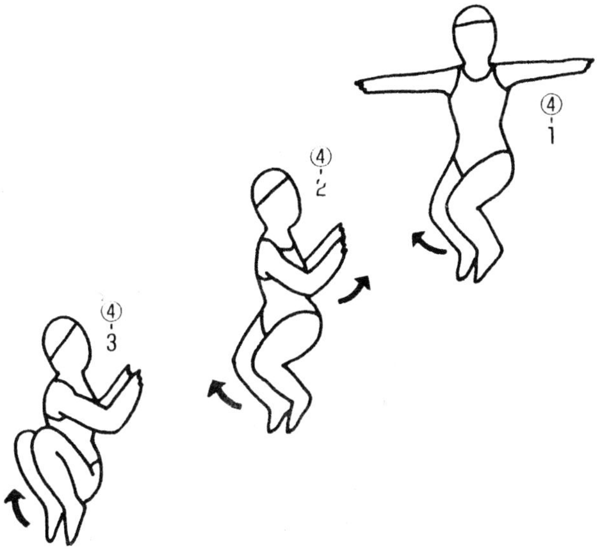

④-1 扭轉上半身或下半身，同時跳躍

當場跳躍，兩肩保持水平，兩膝朝左右扭轉。或是邊跳躍，上身邊朝左右扭轉。

④-2 扭轉上半身與下半身並跳躍

當場跳，同時上半身與下半身朝相反方向扭轉。慢慢進行確實的動作。

④-3 抬膝，扭轉身體並跳躍

水深及肩，抬高兩膝跳躍。抬膝時身體朝左右扭轉。

❺ 手臂的動作

先前介紹的各種運動加上手臂的動作，就能提高負荷。腳與手臂動作的組合方法很多，可以搭配腳的動作花點工夫進行。

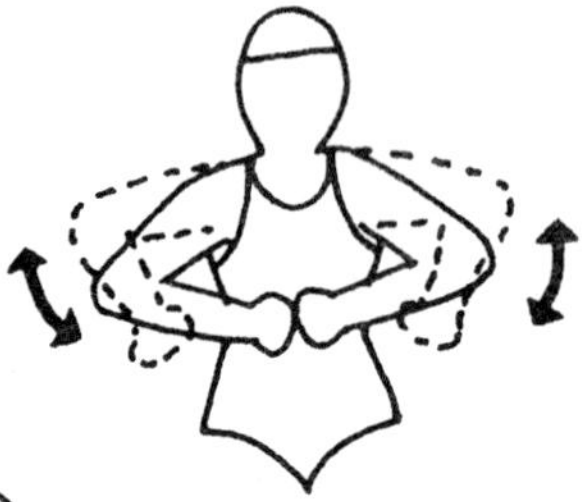

①彎頭
好像夾住水似的，手臂朝上下擺動

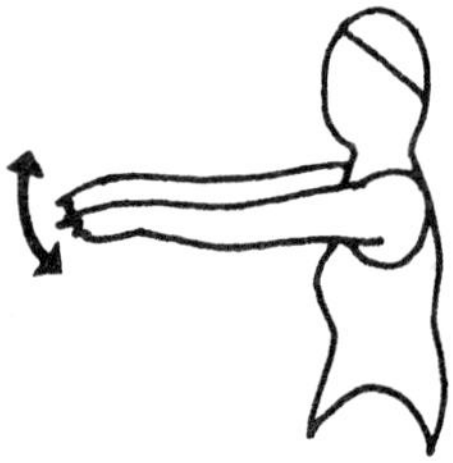

②前伸
手臂往前伸直拍打水面

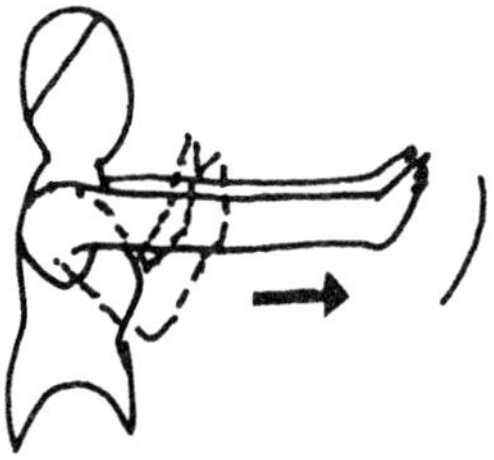

③推
收雙臂，接下來好像將水往前推似的伸出手臂

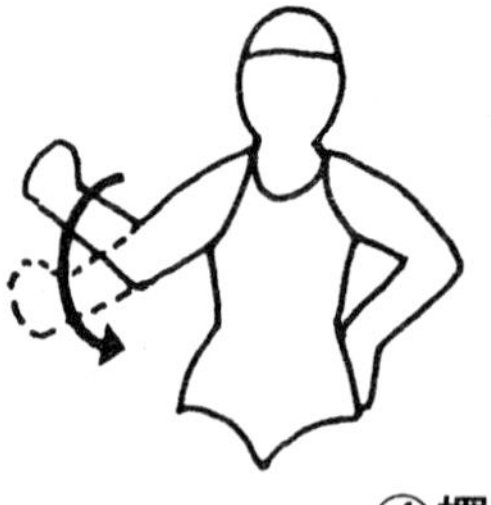

④擺動
擺動手臂

⑤繞肩
手抵住肩膀或側腹，
好像畫圓似的繞肩膀

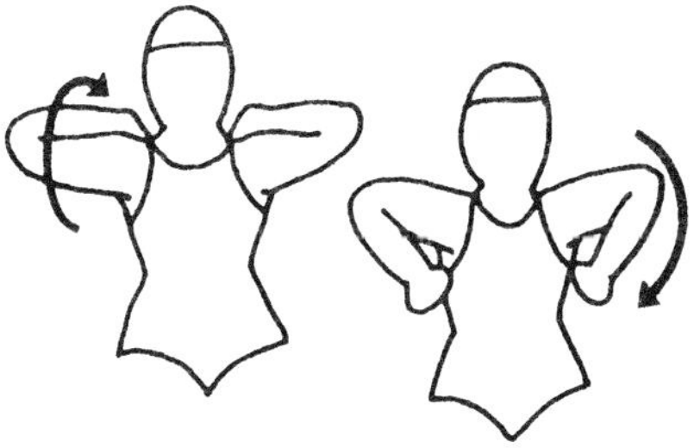

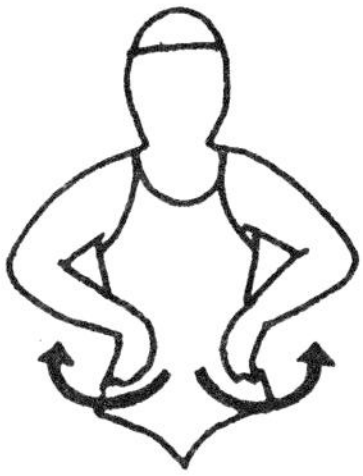

⑥撥水
在胸前撥水

⑦波浪（8字形）
左右手臂分別好像
寫8字似的繞圈

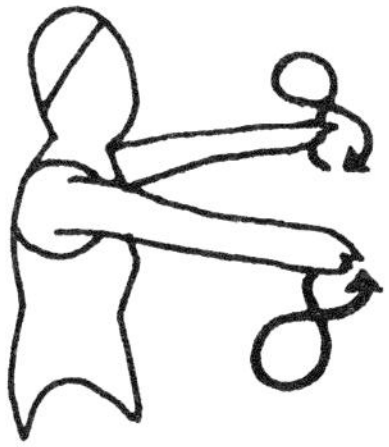

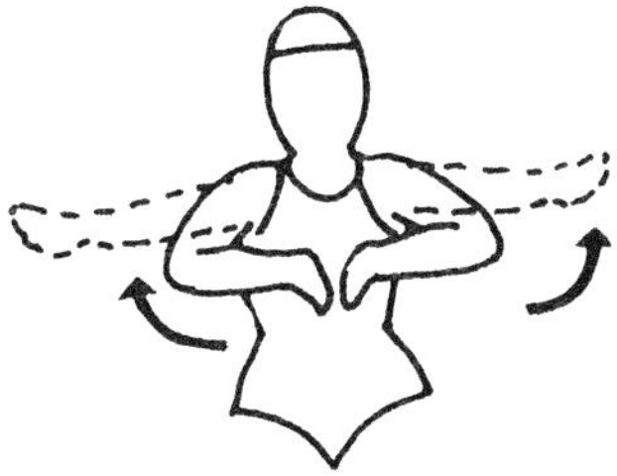

⑧前撥
依照蛙式的要領，由胸前
撥水

⑨後撥
肩膀繞到後方，將水撥向前方

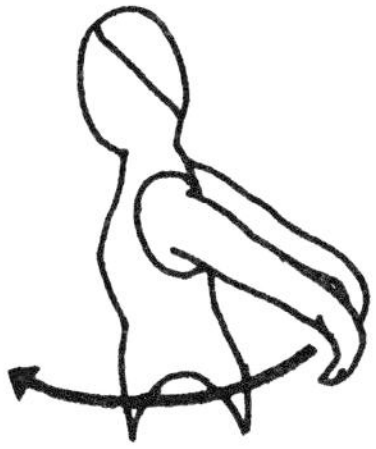

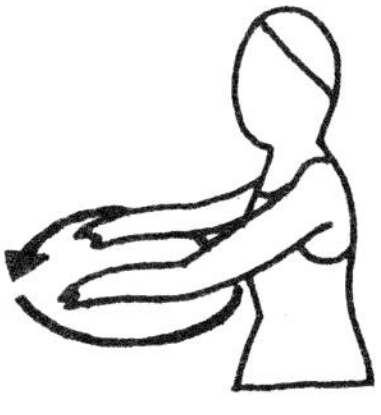

⑩撈水
好像從腹部朝胸部撈水似
的畫圓

❻ 手臂與手動作的組合方式

①以站姿進行

【第一級】在接近水面的地方，以單手或雙手推水、拍水，使水花濺起，進行蛙式動作。

【第二級】加入由水面朝下的動作，提高負荷。富於強弱變化，加大動作。

【第三級】組合單手、雙手的動作，使動作更爲複雜。手掌進行蛙式的撥水動作。

②走路

【第一級】不要對關節造成負擔，考慮手的動作變化。

【第二級】好像承受水的阻力似的，組合手的動作。

【第三級】加入蛙式、自由式、蝶式、仰式的手的撥水動作。

③跑步&④跳躍

慢動作與快動作交互進行。富於單手、雙手的變化。水的位置也可以分爲水中、水面、水面上等自行變化。爲了避免單調，重點在於要有節奏變化。手臂不可以上抬到比肩膀更高處。

第4章

增進及改善健康的運動法

在水中進行的運動，
因目的不同而有各種不同的課程。
本章介紹的課程有助於增進、改善你的
健康。

由於生活形態的變化，許多人有腰痛的煩惱

水中運動能消除腰痛、不會對腰造成負擔，最適合現代人。

1 水中漫步最適合用來消除腰痛！

◆八成的成年人都有腰痛的煩惱！

●腰痛是文明病嗎？

自從用雙腳站立以來，腰痛似乎成爲人類的宿命。過去只有老年人才有這種毛病，最近一般的上班族或是家庭主婦也有腰痛的煩惱。有八成的成年人有腰痛的經驗。

產生腰痛煩惱的兒童也有增加的傾向。腰痛似乎成爲代表性的現代病之一。這是因爲日常生活的變化，尤其交通工具的發達造成極大的影響。過去走路的機會現在已經被交通工具取代了，升降梯與電梯取代了樓梯的功能。生存在現代社會中的走路機會減少了。

由於文明發達，造成活動身體的機會減少，凡事都以輕鬆爲前提來考慮，當然會使得人類原本具備的機能或體力衰退。

腰痛的確是文明的結果。腰痛大致分爲肇因於特別疾病或障礙的腰痛，或是由於肌肉衰弱、疲勞積存而造成的「肌、筋膜性腰痛症」，後者占全體的八成。

也就是說，日常生活中活動身體的機會減少，使得肌肉衰弱，而身體重要的平衡點腰部也變得衰弱。

●壓力也是腰痛的原因

現代生活中容易積存壓力。如果無法發散壓力，則肌肉長時間處於緊張狀態時，就會使得肌肉收縮而失去彈性。

因爲壓力積存、肌肉變硬，運動不足而使得肌肉衰弱，也是引起腰痛的原因。一旦出現腰痛後，經常會有不快感，自然就會避免過度的運動。光是坐著的生活會導致運動更加不足，甚至會使得腰痛惡化，造成惡性循環。

●杜絕腰痛

身體必須由肌肉支撐，不穩定的膝關節也藉由肌肉保護，因此，唯有非常發達的肌肉，才能發揮穩定的機能。腰痛也不例外。只要鍛鍊腰部周邊的肌肉、增加柔軟性，保持正確的姿勢，就能杜絕腰痛。

充分鍛鍊肌肉的運動選手難道就不會腰痛嗎？也許你對此感到懷疑。選手腰痛的原因，大都是使用身體的方式錯誤造成的。如果能夠均衡的鍛鍊肌肉，就能治療運動選手的腰痛。

◆腰痛的種類與預防方法

●引起腰痛的構造

具體而言，腰痛是如何引起的呢？

人類的背骨，也就是脊柱好像積木一樣，是由脊椎堆成的。積木與積木間有椎間盤，具有緩衝墊的作用。

從側面觀察人體，內部有自然的彎曲弧度，最大彎曲處的脊椎不穩定。爲了避免脫落，因此圍繞腰的肌肉和肌腱形成天然的護腰，使腰穩定。

也就是說，腰痛是因爲這個天然的護腰衰弱而造成的。

爲了防止腰痛，平常就要鍛鍊圍繞脊椎的肌肉。

●腰痛的種類

腰痛因症狀不同，而有各種不同的種類。接下來依腰痛的種類與狀態，簡單爲各位介紹。

【腰痛症】

包括原因不明的腰痛或突發性腰痛在內。突發性腰痛就是所謂的閃腰。

原因不明的腰痛症，是因爲圍繞腰的肌肉衰弱而引起的。此外，過度使用腰部，使得肌肉或韌帶、關節過度緊張收縮、酸痛等，也會造成腰痛。

生產後的女性較常出現腰痛的症狀。因爲懷孕時胎兒和運動不足的影響，腹肌

◆體驗談◆

短時間內獲得在陸地上走一萬步的滿足感

同時進行游泳與水中漫步，三年來都沒有感冒，體脂肪也逐漸減少了。

步行方式是連雙臂都進入水中，儘可能全身承受水的阻力快步走。短時間內就能獲得在陸上行走一萬步的效果，充分獲得滿足感。

我想特別強調的是，這種方法能讓你快樂的進行健康管理。

（渡邊正和・六十八歲）

拉長而變得衰弱。通常產後就能復原，但是如果有多次生產經驗，腹肌無法完全恢復原狀時，則肌肉大都會衰弱。

男性則以肌肉較少的人較容易產生腰痛的毛病。乘車或是坐在桌前的時間較長者，特別需要注意腰痛的問題。

此外，必須特別注意的是太胖或錯誤的姿勢、骨盆前傾等，對腰部造成負擔也會產生疼痛。同時，心理壓力也會增強腰痛。

突發性腰痛症是因爲各種要因，致使椎間盤受損而造成的。

【椎間盤突出症】

脊椎與脊椎之間具有緩衝墊作用的是椎間盤，中心有稱爲髓核的水分較多的膠狀核質，由稱爲**纖維環**的膠囊包住。

椎間盤突出症就是因爲髓核從膠囊突出造成的。突出的髓核壓迫神經，就會引起**坐骨神經痛**。

以中腰姿勢舉起重物，或是突然扭腰、長時間保持相同或勉強的姿勢，突然站起來時，可能會出現閃腰的狀況。

【變形性脊椎症】

纖維環
在脊椎（構成背骨的骨）之間，具有緩衝墊作用的椎間盤中，包住中心的髓核。

坐骨神經痛
腰椎或骨等疾病引起的疼痛。屬於末梢性神經痛。臀部到大腿、膝、腳都會疼痛。

這是因爲脊椎老化，椎間盤的彈力降低而造成的。此外，椎間關節的軟骨耗損，周圍形成多餘的骨也會造成這種結果。是四十到五十幾歲的人腰痛的最大原因。

在老化的過程中引起，症狀是早上起床時疼痛，不久後疼痛緩和。此外，特徵是也可能因爲身體疲勞而出現疼痛。

雖說這是老化的現象，但是，並非所有的老人都會出現變形性脊椎症。骨骼變形是一種**適應現象**，如果不會疼痛就沒有問題。一旦疼痛的人必須放鬆疲勞的肌肉，充分伸展收縮的肌肉，如此就能緩和症狀。

適應現象
生物為了配合環境而容易生存，因此在體內進行調整的變化，稱為適應現象。

【脊椎分離症、脊椎滑脫症】

脊椎分離症是椎骨後側附著於關節的突起部分分離，就好像絞鏈鬆脫的狀態。脊椎往前滑脫壓迫神經根，引起腰痛或下肢發麻的症狀，稱爲脊椎滑脫症。滑脫症大都會伴隨分離症出現。

●預防腰痛的重點

爲了預防腰痛，必須保持挺直的姿勢。爲了保護腰，必須提高腰部、腹部、背部、大腿後側等肌肉的柔軟性與肌力。尤其應該以改善以下六項內容為目標而設計課程。

一、矯正腰椎前彎
二、矯正不良姿勢
三、提高降低的肌力
四、伸展僵硬收縮的肌肉
五、取得肌肉的平衡
六、擴展關節的可動範圍

伸展運動有助於預防腰痛。進行伸展運動時，應該深呼吸，充分放鬆，絕對不能勉強，靜靜的緩慢進行，感覺疼痛就要立刻停止，一定要遵守這些原則。

●腰痛的根本治療法

不幸罹患腰痛時，首先應該到醫院接受檢查。

通常藉著護腰就能緩和腰部疼痛。先前敘述過，必須在衰弱的腰部周圍藉著護腰來支撐身體。

急性期腰痛的對策，必須採取最適合的靜養姿勢，也就是側躺姿勢，不要對腰造成負擔是最有效的方法。同時，可以利用**消炎鎮痛劑**或**肌肉放鬆劑**等化學藥物療法，也可以利用冰敷、熱敷等物理療法。此外，還有心理療法與手術療法等。

但是，這些治療只能暫時緩和疼痛，可能會再次出現疼痛。為了根本治療腰痛，必須強化身體原本具備的天然護腰（肌肉）。

為了強化肌肉，運動不可或缺。但是，有腰痛煩惱的人，實際上無法進行太吃力的運動。

◆想要消除腰痛，水中運動最好！

●不會對腰造成負擔的水中運動

游泳池等水中環境有助於解決這個問題。即使腰痛的人，在水中也不會有任何負擔，可以輕易的運動。

在陸地上因為重力的作用，椎間盤經常承受壓力。在水中由於水的浮力，因此，幾乎不會感覺重力的負擔。

在陸地上受到壓抑的椎間盤，在水中獲得解放。原本受壓迫的椎間

消炎鎮痛劑・肌肉放鬆劑

消炎鎮痛劑是用來抑制患部疼痛與發炎症狀的藥物，大都是濕布藥等。肌肉放鬆劑則是對神經發揮作用，去除肌肉緊張的藥物。

盤就能恢復正常狀態。因此，可以扭轉、旋轉身體，進行各種姿勢。

稍後詳細介紹消除腰痛的課程，也就是，利用水的特性慢慢增加運動量。

進入水中之前，如果覺得患部疼痛，則一定會害怕入水後有疼痛的感覺。但是，進入水中之後不久，就會發現身體容易活動。原本一直覺得疼痛的人，入水之後竟然就能毫不勉強的開始活動。

●兩、三個月內消除腰痛！

除了會游泳的人可以進行水中運動之外，一般人只要能夠浮在游泳池中，大約只需要兩個月時間就能達成消除腰痛的效果。對於水有恐懼感的人，只要三個月內就能出現效果。

根據施行腰痛游泳課程的游泳教室的資料顯示，入會三個月之後，參加者中因爲腰痛症（包括閃腰在內）而感到煩惱的十七人，全都感覺有效。此外，還有「因爲椎間盤突出症而前往腰痛游泳教室的十二人之中，十人感覺有效」。八位變形性脊椎症會員中，感覺「有效」的人也多達七人。

腰痛症、椎間盤突出症、變形性脊椎症等整形外科疾病，占腰痛的八成。根據上述例子可以看出，利用水中運動非常有效。

但是，必須記住的是，脊椎分離、滑脫症等患者進行水中運動反而不好。因爲脊椎滑脫的症狀只要稍微活動身體，就會使症狀惡化。

腰痛之後，首先應該前往醫院接受診斷。獲得醫生的許可後，才開始進行包括水中漫步等在內的水中運動。

水中運動，能夠消除運動不足，同時放鬆腰部周圍的肌肉並加以強化，使天然護腰發揮效果。當你感嘆身體衰弱之前，首先必須強化天然護腰，如此就能創造一個不會腰痛的身體。

此外，進行水中運動時，一定要配合當天的身體狀況，千萬不可以勉強。中途感覺疼痛時，一定要更換內容或停止運動。

●腰痛游泳的波及效果

即使未經醫師診斷爲腰痛，但是感覺腰部沉重的人，一定要積極在水中運動。因爲腰部沈重大都是血液循環不良造成的，持續惡化就會引起疼痛。

在陸地上站立時重力發揮作用，因此，血液容易停留在下半身。但是，進入水中利用浮力保持水平的姿勢，心臟與頭、腳的高度完全沒有差別，因此血液循環順暢。利用水的特性實踐運動課程的人大都會說「血壓降低」、「心臟狀況良好」。進行水中運動後，不僅腰痛，也能產生消除血液循環不良等的波及效果。

水中運動中，尤其腰痛游泳對於因爲內科、婦科、泌尿科疾病等而引起腰痛的人也能產生顯著的療效。

血壓較高的人進行水中運動之後，血壓會慢慢的降低、穩定。血壓較低的人則在兩年左右，幾乎大部分的人血壓都會上升。

罹患心臟肥大症的人，利用水中運動能將積存在心臟細胞內多餘的脂肪轉換爲熱量消耗掉，使心臟恢復爲原先的大小。

此外，罹患胃、十二指腸潰瘍的人之中，有些人進行腰痛游泳後消除疼痛，從疾病的最大要因壓力中解放出來，因此而逐漸痊癒的例子也很多。因爲腰痛或內臟疾病而感到煩惱的人，可以先得到醫生的許可，再進行水中運動來改善身體。

獲得醫生的許可後，進行改善腰痛的水中運動

2 利用消除腰痛的課程使腰清爽

以腰痛者爲對象的水中運動課程，是以應付引起腰痛的各種因素，或是改善爲目的而設計的。

一般而言，有腰痛煩惱的人從背部到腰部、股部的肌肉僵硬。水中運動就是從伸展背部到腰部肌肉群的運動開始做起。

透過運動，使得受到重力壓迫的椎間盤解放，就能緩和腰痛。此外，感覺腰疼的人可以在水中藉著浮力作用扭轉、旋轉身體，伸展肌肉或肌腱，提高關節的柔軟性。

消除腰痛的游泳課程分爲四個步驟（階段）。

❶ 步驟1（放鬆肌肉）

步驟1是以伸展僵硬的腰部到大腿的肌肉爲目的。利用水具有的各種力量，進行在陸上無法進行的運動，同時充分伸展肌肉或肌腱等，恢復身體的柔軟性。

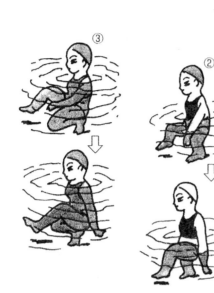

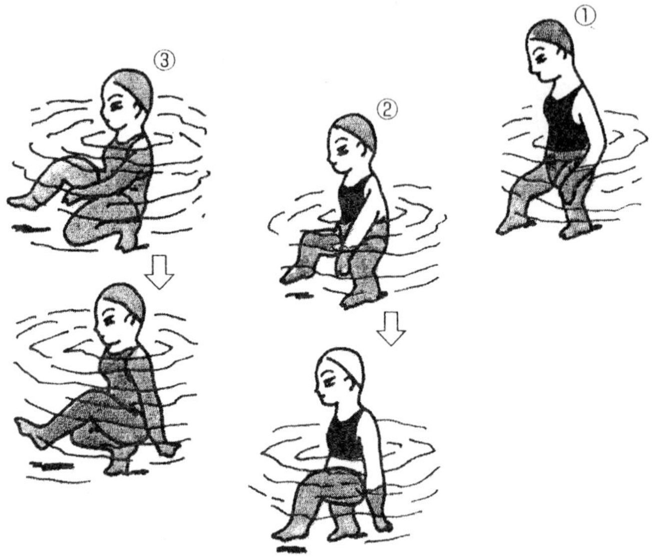

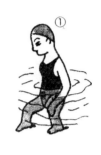

①暖身運動　二十五公尺

慢慢進入游泳池，熟悉水溫之前全身泡在水中，多花點時間在水中走路。

②抬腿走路　二十五公尺

大腿上抬到與水面平行的高度，利用雙手撥水走路。注意不要失去平衡。撥水時應該感覺水的阻力進行。

③水深及肩走路　二十五公尺

伸展髂腰肌、臀肌群、大腿後側的肌肉，提高股關節柔軟性的運動。水深及肩，與②同樣的一邊撥水，一邊保持平衡走路。

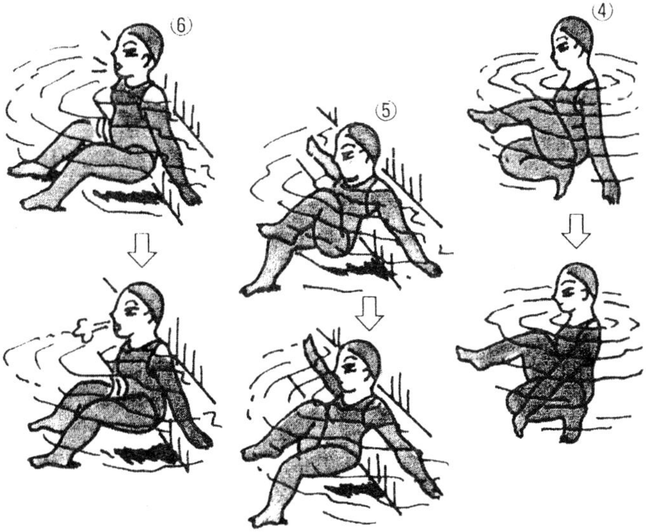

④水深及肩，抬腿走路　五十公尺

泡在水中，水深及肩。利用雙手撥水，同時大腿拉到胸前抬腿走路。

⑤背部貼壁，抬起大腿　左右各進行四到八次

背部貼於游泳池壁，採取中腰姿勢，大腿左右交互拉到胸前。腹肌用力，感覺疼痛之前儘可能往上拉。

⑥背部貼壁，進行腹式呼吸

強化腹肌，同時縮小骨盆角度、提高腰椎的柔軟性。保持與⑤同樣的姿勢，慢慢深呼吸。吐氣時使腹部陷凹。背部不可以離開牆壁。

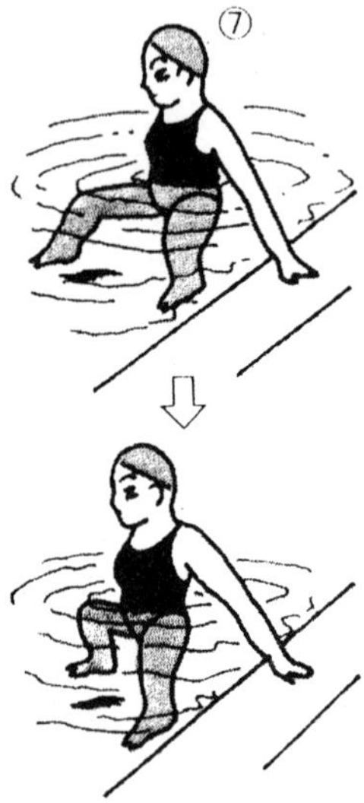

⑦**單腳站立屈膝　左右各八次**

提高股關節柔軟性的運動。單手扶著游泳池邊，單腳站立在水中，另一腳的膝呈直角彎曲旋轉，慢慢的進行大的動作。

❷步驟2（強化肌肉）

利用步驟1放鬆肌肉之後，在水中放鬆身體，同時進行強化腰部周邊肌肉的運動。進行這個步驟的目的，就是在感覺腰痛的地方建立「肌肉保護層」。

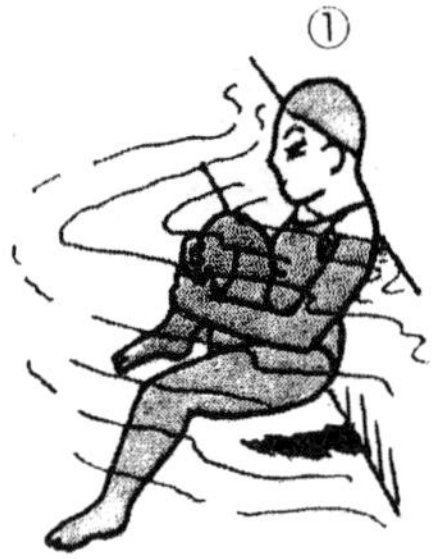

①**背部貼壁，收大腿　左右各八到十秒**

伸展髂肋肌、臀肌、大腿後側肌肉的運動。背部貼於牆壁，好像抱住膝下似的將大腿抱到胸前，感覺疼痛之前停止。

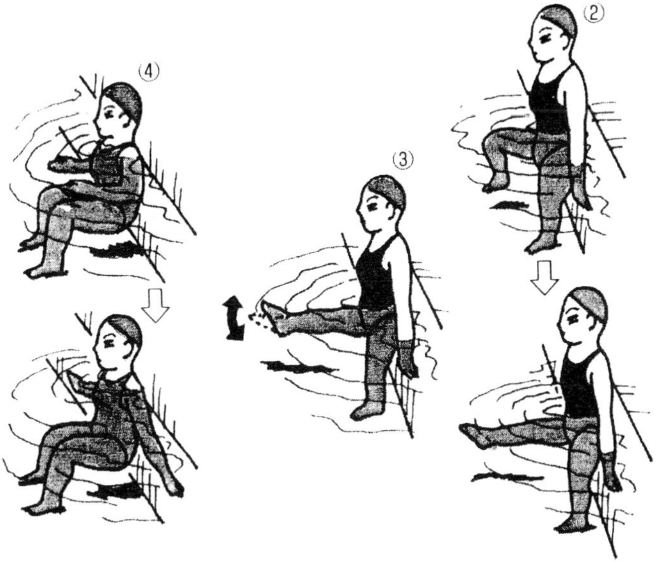

②足關節柔軟運動　左右各一次

站立，背部貼於游泳池壁，單膝彎曲，大腿上抬到與水面平行的高度。由這個姿勢開始將膝與腳脖子伸向前方。

③伸展小腿肚肌肉的運動　左右各一次

保持與②同樣姿勢，抬起大腿伸直膝，做屈伸腳脖子運動。

④背部貼壁，進行雙臂開閉運動四到六次

採取中腰姿勢，背部貼於牆壁，手肘貼在身體側面，取得「向前看齊」的姿勢。伸向前方的手臂慢慢朝左右張開，感覺疼痛就停止。

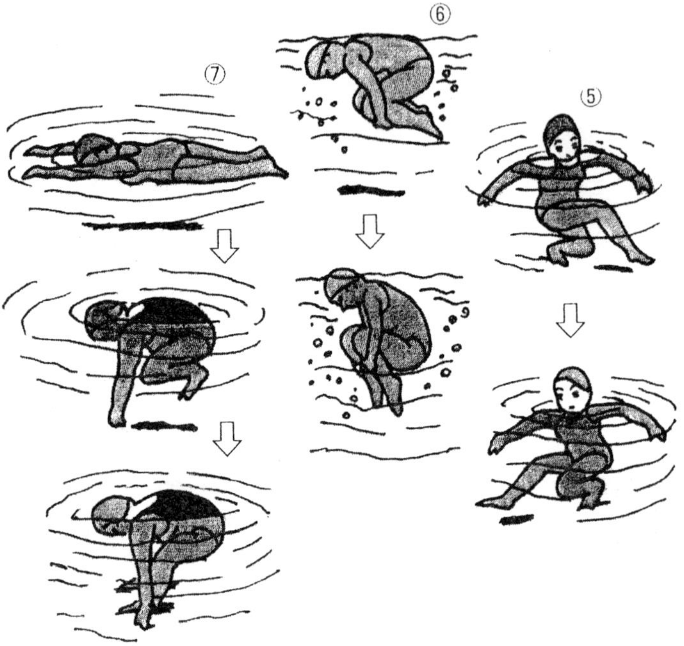

⑤站在水中，單腳旋轉　左右交互進行三到四次

強化腿部肌肉的運動。水深及肩，單腳站立。由這個姿勢開始，身體朝左右扭轉。

⑥不倒翁式游泳　三次

伸展臀肌、背肌、大腿後側肌肉，縮小骨盆角度的運動。抱住雙腿，儘可能縮小身體漂浮於水中。鼻子會進水的人不要收下顎。

⑦踢壁游出站立　五十公尺

伸展背肌、臀肌，強化腹肌、髂腰肌的運動。身體放鬆，踢壁游出，然後從將身體縮小的姿勢開始站立。

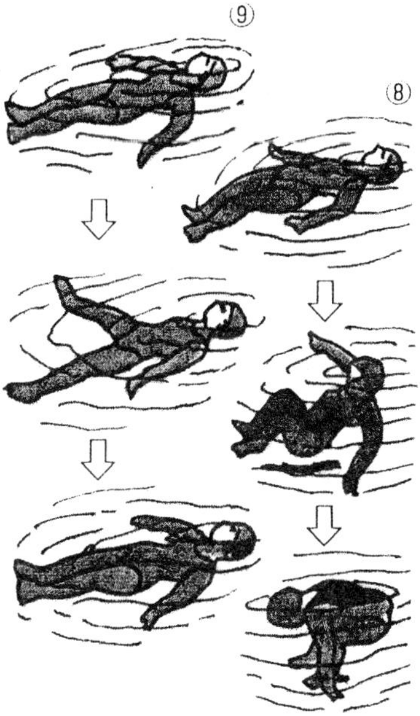

⑧仰泳站立　五十公尺

伸展背、臀肌，強化腹、髂腰肌。雙手撥水，仰躺浮於水中。從兩膝拉到胸前姿勢開始站立。收回兩膝時像要下沉似的較易站立。

⑨仰泳，進行腿的開閉運動　二十五公尺

提高股關節柔軟性的運動。雙手撥水，採用仰泳方式進行雙腿的開閉運動。

❸ 步驟3（加上動作・A）

利用浮力加上各種動作。在陸上無法進行的動作，進入水中就能輕鬆的進行。以緩慢的步調確實熟悉動作。

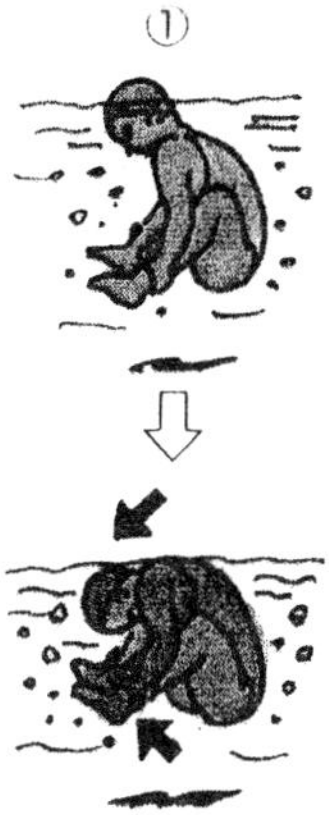

①身體鑽進雙腿間，進行不倒翁式游泳

以不倒翁式游泳的姿勢握住腳脖子或腳，膝壓到腋下取得平衡，放鬆身體慢慢進行。

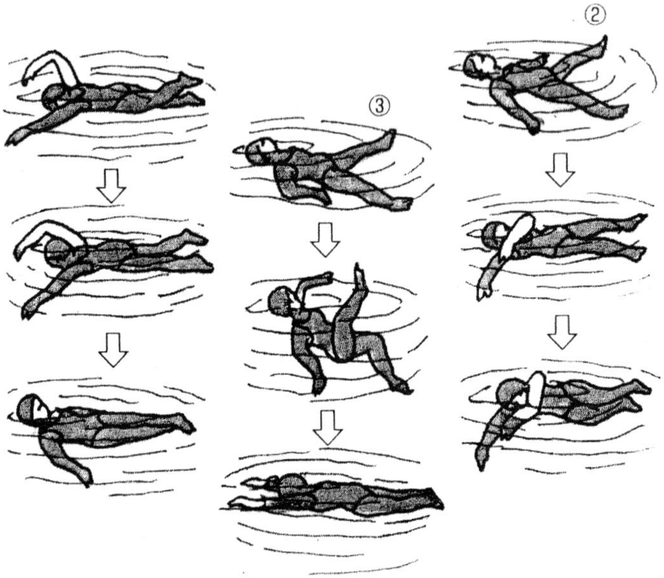

②從仰式到自由式　五十到一〇〇公尺

提高腰椎上部柔軟性的運動。用手撥水，同時採用仰式游泳姿勢，接下來轉動身體，變成自由式姿勢，接下來恢復原先姿勢。左右交互旋轉。朝左轉時右手碰到左肩，不要停止右手的動作，伸展手臂同時通過左肩。

③開腳，從仰式變成趴在水面上五十到一〇〇公尺

提高腰椎下方柔軟性的運動。撥水，同時雙腿張開游仰式。接下來雙腿併攏，好像右腿通過左腿上方似的交叉。同時，臉朝左側，放鬆手臂的力量，變成趴在水面的姿勢。從趴在水面的狀態開始拱起身體，然後站立。左右交互旋轉。

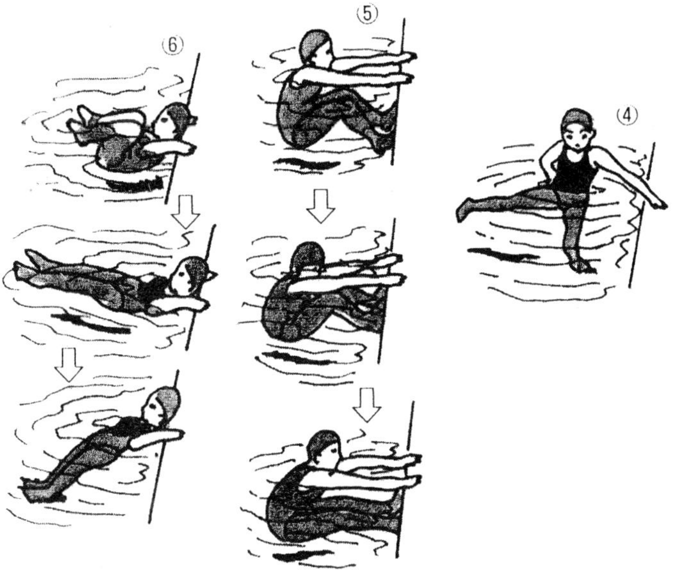

④單腿側抬　六到八秒　五到六次

柔軟股關節與外展肌，並加以強化的運動。手扶著游泳池邊站立，腳往側面抬起。

⑤從仰式姿勢開始伸直腰部　五到六次

扶著游泳池邊，從游仰式的開始姿勢屈伸膝，身體上下移動，伸展大腿後側的肌肉。

⑥背部貼壁，以仰躺的姿勢屈伸腿　五到六次

保持中腰姿勢，背部貼於牆壁，雙手扶著游泳池邊，將膝收到胸前，然後將大腿收到胸前。最後伸直雙腿，腳底踩著游泳池底。

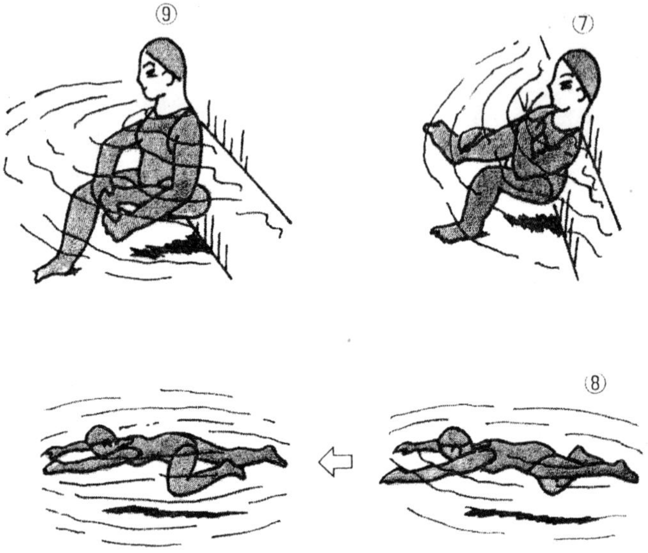

⑦背部貼壁，收大腿　左右交互進行三到五次

伸展臀肌，提高股關節柔軟性的運動。背部貼於牆壁，抬起右腿，將大腿收於左胸前。左腿也進行同樣的動作。

⑧俯臥，進行騎自行車的運動　二五公尺

強化腹肌、髂腰肌、臀肌的運動。採取俯臥姿勢，像騎自行車似的抬腿，然後伸展。如果用力踢腰會產生鈍痛感，因此要緩慢進行。

⑨以中腰姿勢進行抱腿運動　左右各進行三次

提高股關節柔軟性的運動，以中腰姿勢背部貼於牆壁，雙手抱住一腿，將膝拉到腋下。

❹ 步驟4（加上動作・B）

腰痛游泳不會對腰造成負擔。因此，應該經常注意疼痛的問題，一旦感覺疼痛就要中止動作。每個動作都要正確的進行。

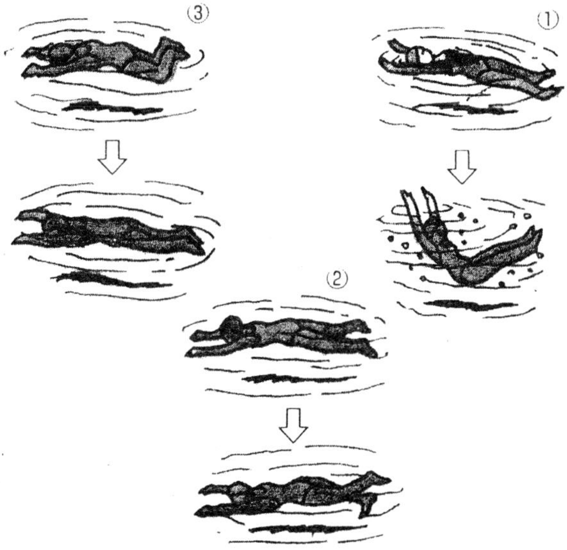

①從仰式站起身來　五到十次

強化腹肌的運動。保持仰式姿勢，身體彎曲成九十度，腹肌用力，停止十秒鐘。

②俯臥踢水

俯臥，配合蛙式的撥水與踢水動作。腰痛時不要進行。感覺疼痛就要立刻中止。

③水中散步

利用蛙式手的撥水動作與蝶式的海豚式打水動作游泳。以手撥水一次、打水兩次的要領進行。不要加入腰的扭力。

④水中慢跑　最初二十五公尺，接下來五十公尺

屬於比較累的運動，不過還是要進行水中慢跑。進行這個運動後，就能充分伸展小腿肚肌肉。

⑤從踢壁游出的動作開始用力挺直背肌　五次

從踢壁游出的動作開始，背肌用力，停止十秒鐘。反覆進行，最後從不倒翁式游泳法的動作站立。

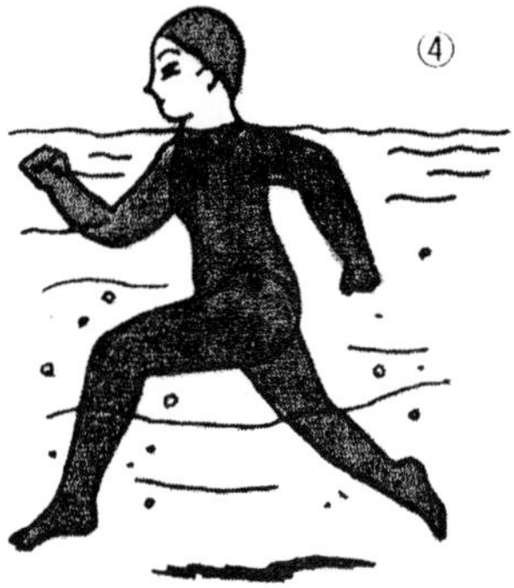

◆消除腰痛的腰痛游泳注意點

以上是腰痛游泳的課程。也許有些人會感覺不安，認爲「這麼困難的運動，自己真的能做到嗎」。但是，請你想一想在浴缸裏抱膝的姿勢，相信大家都能輕鬆辦到。此外，將頭部靠在浴缸壁，放鬆身體的力量時，身體就會浮起來。在游泳

池中的情形就像這樣，腰痛游泳並不如想像中那麼困難。

也可以選擇步驟1到步驟4的部分課程。例如，以閃腰的復健課程爲目的時，可以組合以下的課程。

伸展體操⇩步驟1－③⇩步驟3－⑤⇩步驟1－⑦⇩步驟3－⑥⇩步驟3－①⇩步驟2－⑦⇩步驟2－⑧⇩步驟3－③⇩步驟3－②

腰痛游泳可以放鬆全身的緊張感，在放鬆的狀態下以緩慢的步調進行是重點。此外，也要配合腹式呼吸進行放鬆全身的運動。

自行練習可能會造成腰痛惡化。有關課程的組合，一定要接受專人的指導與建議。

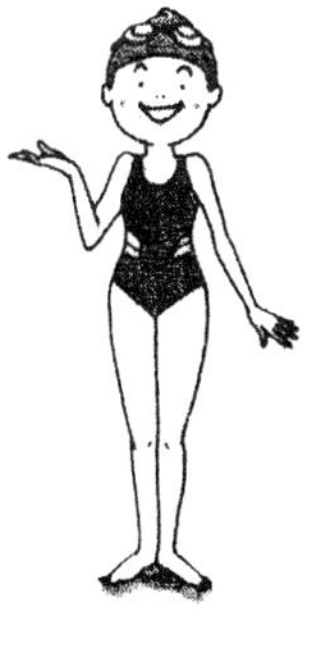

利用水中運動消除腰痛，維持與改善運動機能，擁有健康的內臟。

3 使身體活化的各部位運動

水中運動就是利用水的特性的運動，提高健康效果。接下來依照部位別介紹各項運動。

◆維持及改善內臟機能的水中運動

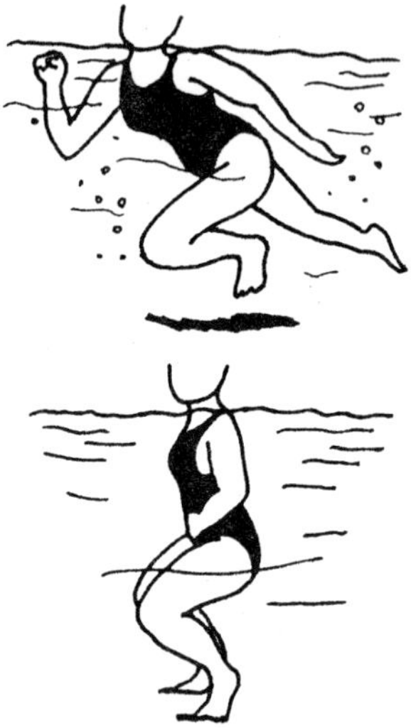

●強化消化系統

臉露出水面慢跑。必要時可以在游泳池邊休息三十秒到二分鐘。有便祕傾向的人最好進行這個運動。水中運動的最大重點就是要以腹式呼吸進行（下圖）。

●強化循環系統

水中慢跑能夠強化循環系統。

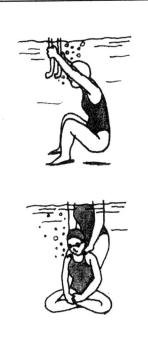

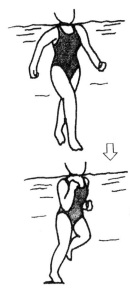

最初以與陸上步行相同的步幅擺動手臂走路，慢慢拉大步幅。藉此提高股關節的柔軟性。

●強化呼吸系統

最初扶著游泳池邊，沈入水中由鼻子吐氣，然後，臉露出水面由口吸氣。儘可能長期持續進行這個動作。在水中坐禪也有效。

爲了避免身體浮上水面，可以請他人壓住你的肩膀，停止呼吸十到二十秒。

會游泳的人可以伸直手臂朝斜前方跳耀，鑽入水中之後再以踢壁游出的姿勢前進。只要強化呼吸系統，就不容易感冒。

◆維持及改善運動機能的水中運動

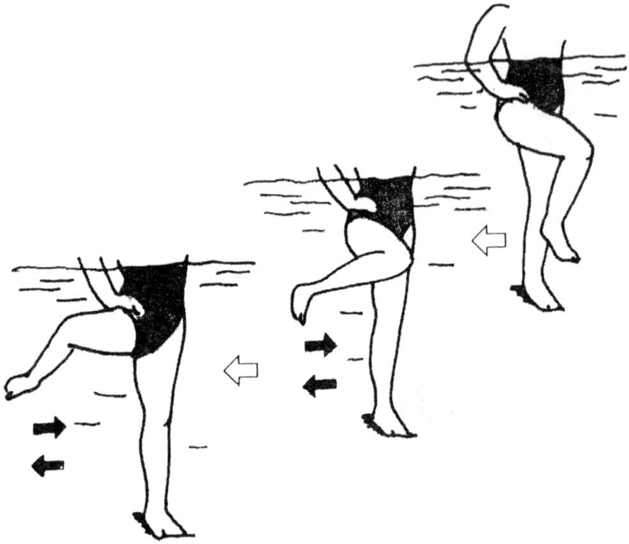

●強化股關節

單手扶著游泳池邊，另一手叉腰。雙膝分開繞股關節。

接下來單手扶著游泳池邊筆直站立，大腿抬向前方，伸直膝。其次張開雙腿，分別朝側面抬高，進行伸直膝的運動。

此外，背對游泳池邊站立，雙手扶著游泳池邊，單腿彎曲，與另一腿交叉的運動也有效。更簡單的方法是，如果游泳池有階梯，只要上下階梯就能活動股關節。但是，水面不能低於腰部。

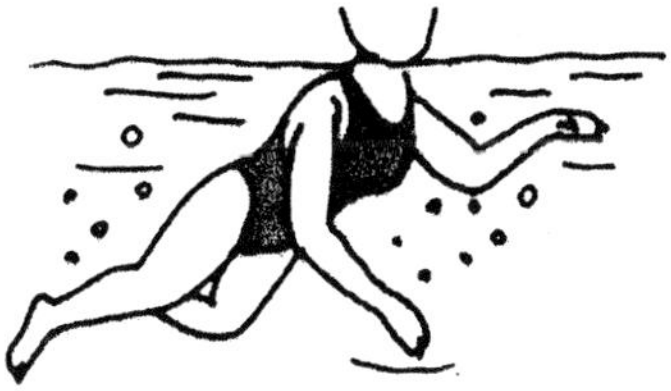

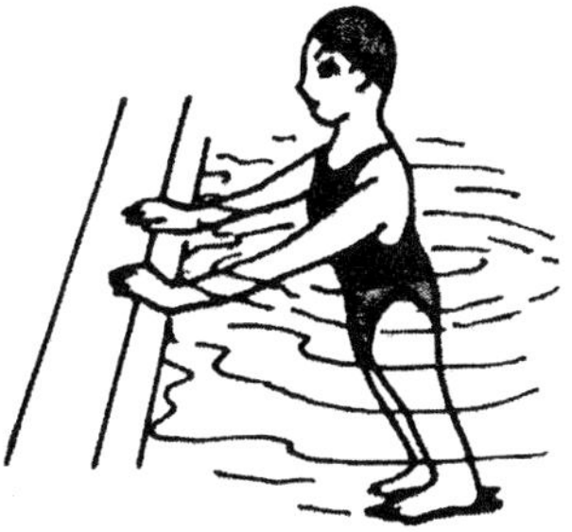

●強化手肘周圍

彎曲手肘，用手撥水或打水前進。屈膝進行也不錯。採取狗爬式游泳方式。

此外，面對游泳池壁站立，雙腳併攏，手扶著游泳池邊進行屈伸手肘的運動（與伏地挺身的動作相同），也能展現效果。

接下來，雙手拇指掛在兩腋下，手肘上抬到肩膀的高度，然後放下，反覆進行。或是雙手交疊，在水中進行高爾夫球揮杆的姿勢，朝左右移動的運動也不錯。只要鍛鍊手肘周圍的肌肉，就能保護關節。

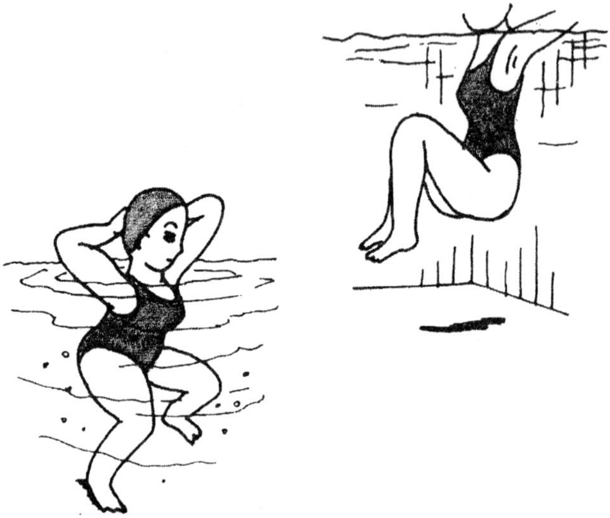

●強化膝周圍

背部貼於游泳池壁，雙手勾在游泳池邊支撐上身。膝往前伸直，接下來好像拉到胸前似的彎曲。慢慢深呼吸進行。

此外，站在水中，雙腳張開如肩寬，雙手在頭後交疊，進行屈伸膝的運動也有效。這時必須挺直背部慢慢進行。

隨著年齡的增長，容易引起浮腫或膝痛等問題，可以進行上下階梯或是在水中騎自行車等不會對膝造成負擔的運動。

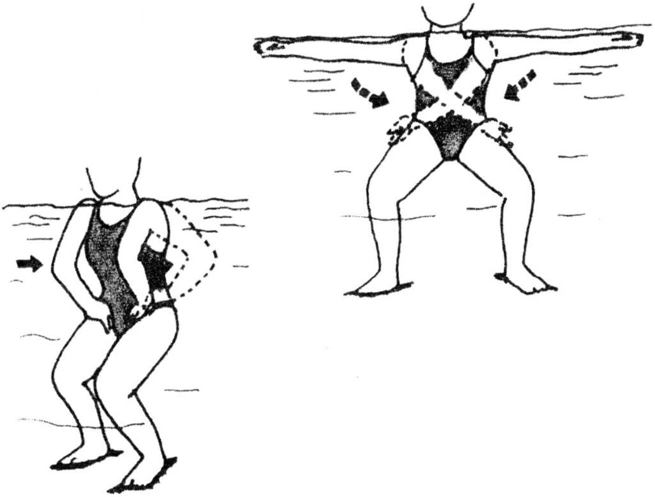

●強化肩周圍

雙腳張開比肩稍寬站立，雙臂朝側面伸直，上抬到肩膀高度。從這個姿勢開始，手臂在身體前方交叉，慢慢揮動。此外，雙臂上抬到同一側，再朝相反側揮動也不錯。

接下來連肩膀都泡在水中，雙手叉腰，手臂朝前後移動。或是手在頭後交疊，手肘朝前後移動。接下來手不要交疊，抬高肩膀，手臂朝前垂下或往後收的方法也有效。

此外，筆直站立，水面到達口部附近，屈膝，伸直靠近游泳池畔的手臂，食指與中指接觸牆壁下方，或是手指交互移動，手臂上抬到肩膀的高度。

去除中高年齡層在意的肥胖問題及維持健康，則進行下述水中運動能夠展現效果。

4 運動課程

❶ 水中運動基本課程

步驟1到3各自以二十五公尺爲基準，合計進行十分鐘。配合年齡與體力調節走路的距離與時間。

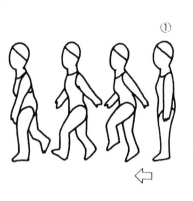

■步驟1

①向前走

挺直背肌，放鬆身體進行。放鬆腳脖子與膝關節，走路時腳跟先著地。依照「腳跟→小趾側→拇趾」的方式移動重心，最後用拇趾踢池底。手臂放鬆自然擺動。

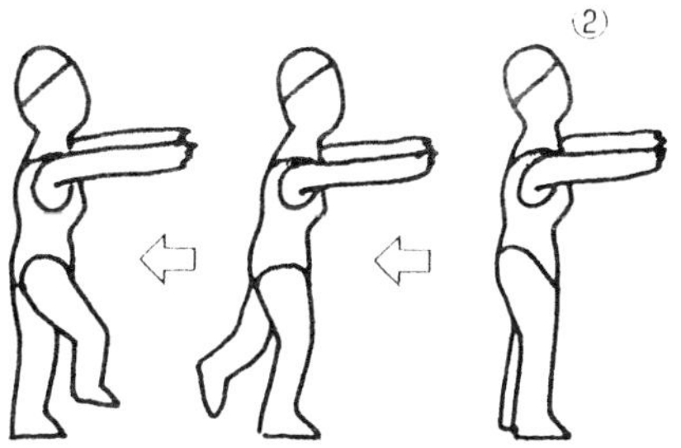

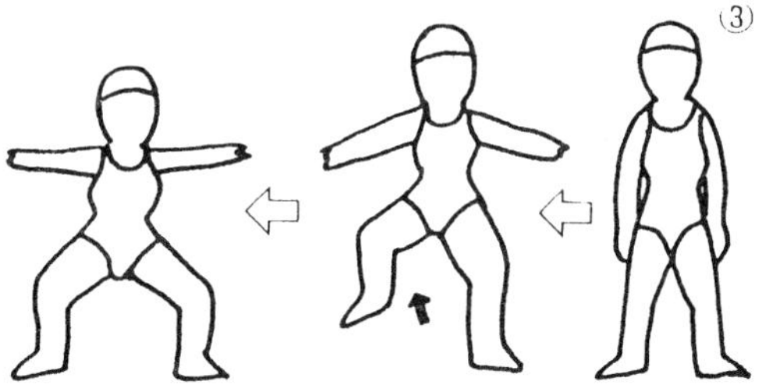

②倒退走

雙臂往前伸直浮於水中，後退一步，腳尖先著地。腳跟碰到池底，體重置於腳跟。最初以腳擦地的方式進行。好像用背部推水似的進行。

③橫跨

放鬆膝，腳朝右（或左）張開，體重置於其上踏出單腳，朝側面移動一步。腳跟碰到池底，連肩膀都浸泡在水中之後再走下一步。注意腳尖與膝保持相同方向。雙臂朝左右張開。

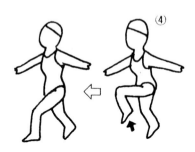

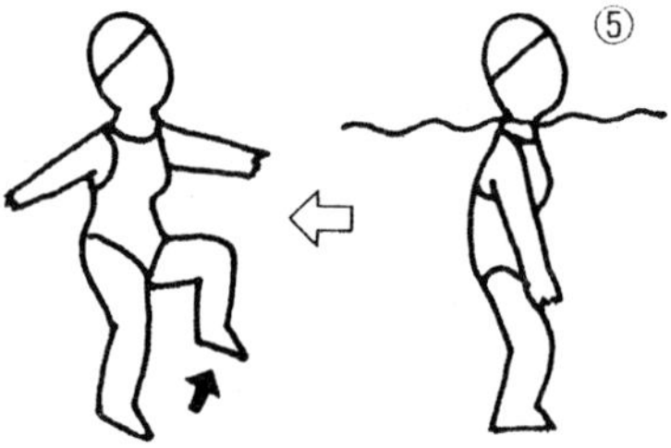

■**步驟2**

④向前走

放鬆重心腳的膝，抬高另一腳的大腿，好像跨欄似的踏出腳，腳跟先著地。以用腳底踩水的方式進行。注意膝不要伸太直。手臂大幅度擺盪。

⑤倒退走

水深及肩，連續活動手腳，同時抬高膝倒退走。挺直背肌進行（不要收臂）。

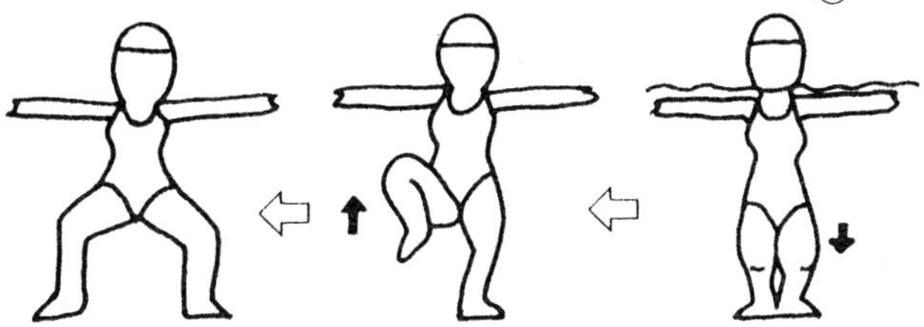

⑥橫跨

水深及肩，單腳朝側面張開的時候，將膝拉到腰的高度直接橫跨一步，好像跨欄似的踏出。

如同用膝畫圓似的，速度不要太快，慢慢的進行。

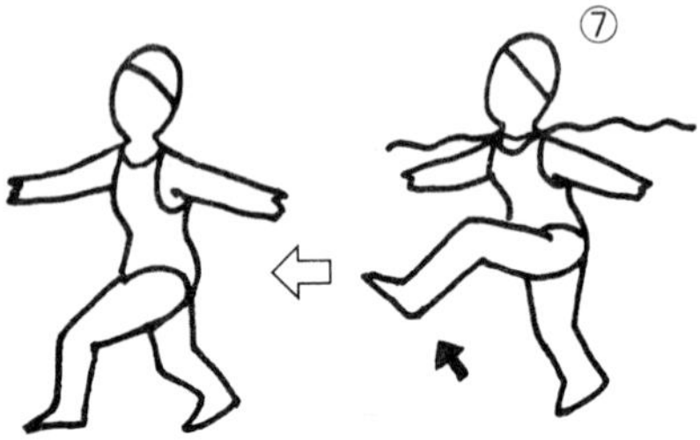

■步驟3

⑦向前走

水深及肩，抬起大腿，用比步驟2（④）更大的步伐走路。兩膝充分彎曲著地。挺直背肌，慢慢的大跨步。著地時注意腰不可後仰。

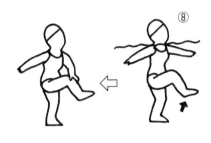

⑧倒退走

水深及肩，首先，單腿浮於前方，單手碰觸前方的膝之後往後揮出。

每個動作都要緩慢、確實的進行。接觸的部位由膝、腳脖子、腳尖，慢慢增大距離。

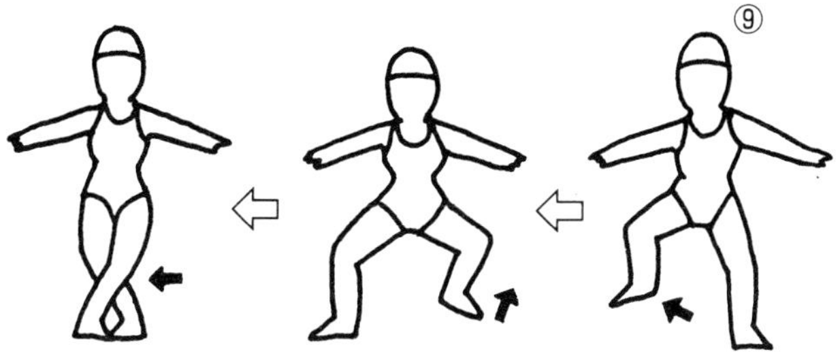

⑨橫跨

單腳朝側面橫跨一步。另一腳的膝彎曲浮起，在跨出腿的膝前交叉後著地。交叉時好像雙腿的大腿內側閉攏似的進行。挺直背肌。

❷水中漫步課程

組合向前走、倒退走、橫跨、抬膝、踢水等動作的課程。初學者不要加入手臂的動作，感覺好像在接近水面處漂浮似的。隨著體力提升，可以在接近身體處加入手臂的動作。加入大幅度的手臂動作會提高負荷。

移動距離爲二十五公尺，做三、四套，配合年齡與體力進行。

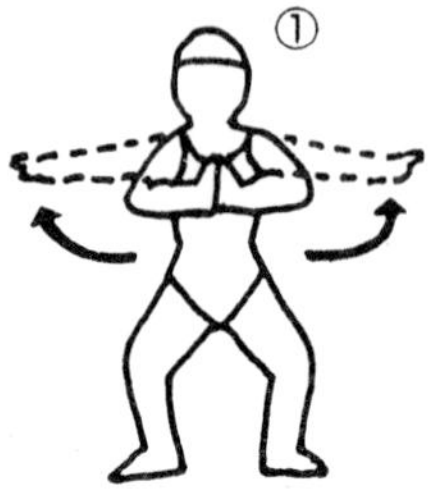

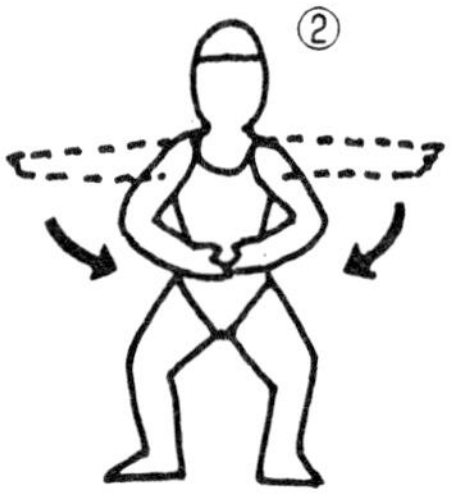

①以蛙式的撥水方式漫步

依照游蛙式的要領，雙手在胸前撥水，然後向前走、倒退走、橫跨移動。

②將水撥入胸前走路

雙臂朝左右大幅度張開，好像將水撥入胸前似的撥水，同時向前走、倒退走、橫跨移動。

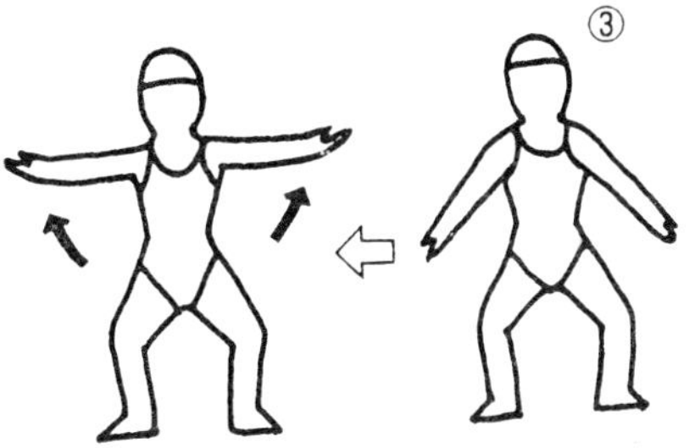

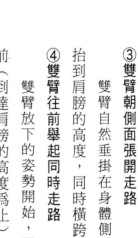

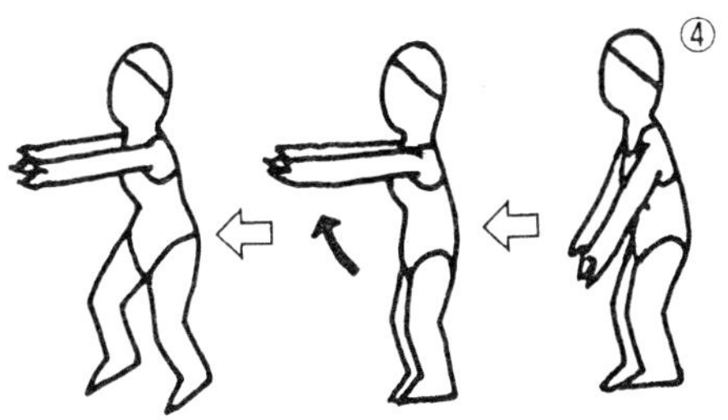

③雙臂朝側面張開走路

雙臂自然垂掛在身體側面，上抬到肩膀的高度，同時橫跨。

④雙臂往前舉起同時走路

雙臂放下的姿勢開始，雙臂往前（到達肩膀的高度爲止）舉起，同時向前走、倒退走、橫跨移動。

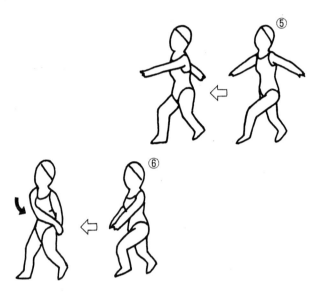

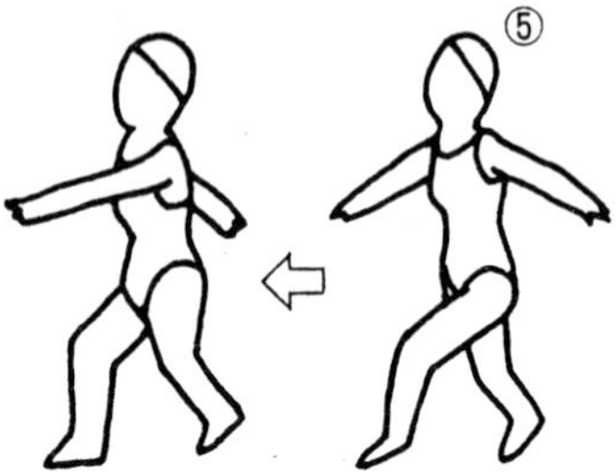

⑤手臂前後擺盪走路

與在陸上走路同樣的，手臂朝前後擺盪向前走、倒退走。

⑥扭轉身體走路

雙臂併攏，朝左右緩慢擺動。一邊扭轉身體，一邊向前走。擺動手臂時手肘輕微彎曲，能夠辨到的人，可以擺動手臂觸碰臀部。

⑦

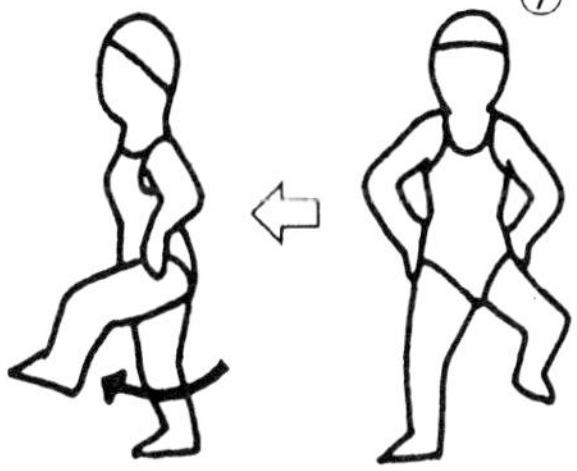

⑧

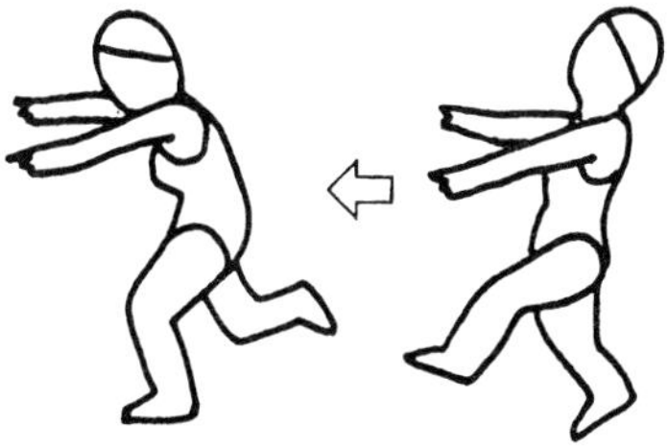

⑦膝大幅度移動，同時走路

膝朝身體側面張開，同時向前慢慢的轉動向前走。

膝往前抬之後再朝側面慢慢的旋轉，進行橫跨的動作。

⑧大幅度轉動上身，同時走路

上身往後仰，抬起單腳，大幅度往前踏出，上身前傾著地。

雙臂朝前舉起張開，保持平衡進行動作。

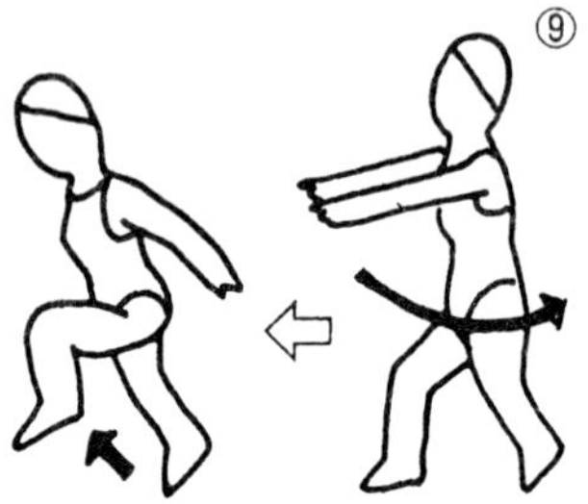

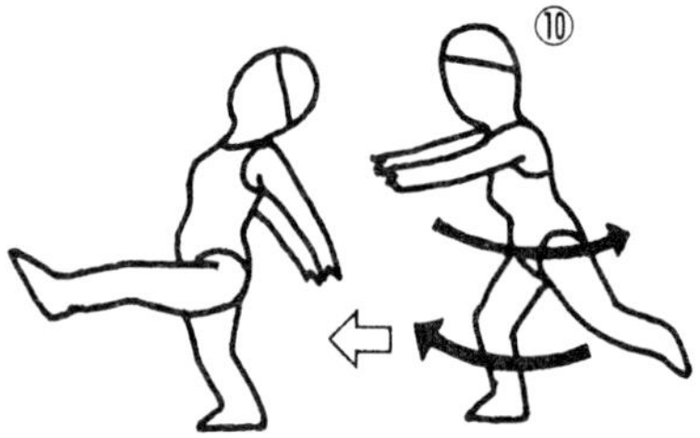

⑨手臂推水同時走路

雙臂往前伸出，就好像推水似的往下壓，同時屈膝，抬高大腿前進。

⑩單腿大幅度擺盪同時走路

與⑨同樣利用手臂的力量，這時伸直膝，讓浮起的單腿大幅度往前擺盪前進。

❸組合課程（慢跑、跑步、跳躍）

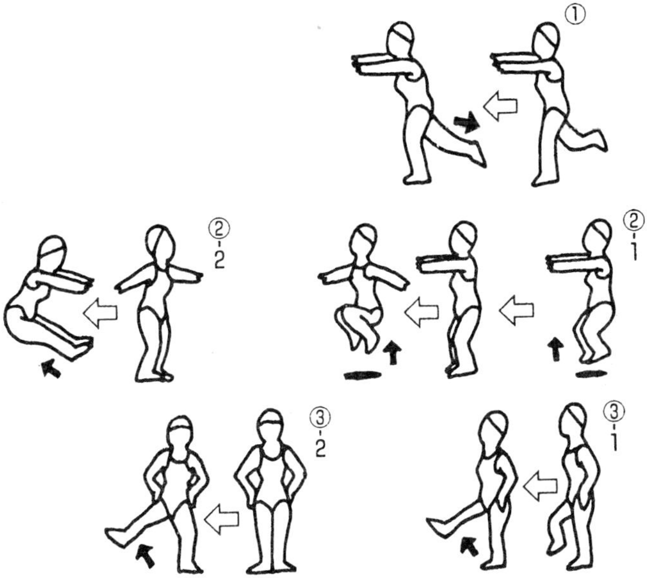

①屈伸膝

單腿往後彎曲後抬起，接著將彎曲的膝踢出伸直。

②跳躍變化

以殭屍跳、抬高雙腿跳躍、倒退跳（好像蝦子般彎曲身體，同時將朝前的腳踢出往後退）等方式跳躍。

③前踢、側踢

膝朝前抬起踢出、朝側抬起踢出。

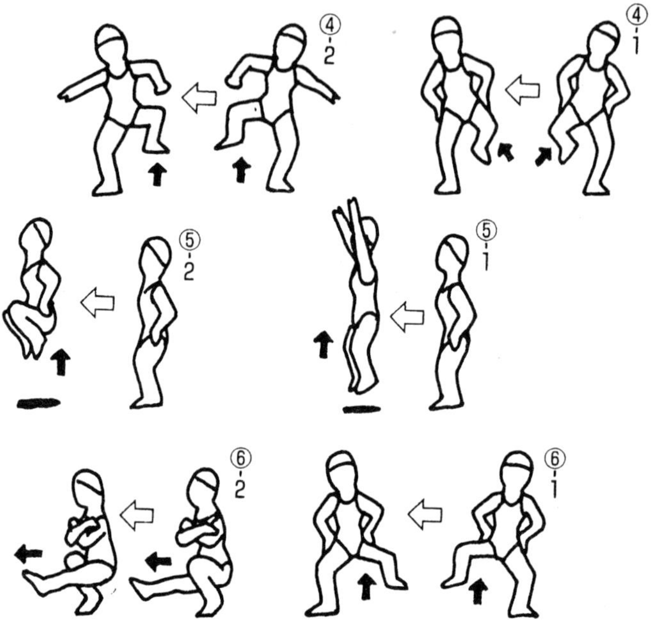

④抬腳跟

雙腳張開，左右腳跟交互碰到臀部似的往後踢。此外，身體朝左右搖晃，交互往側面抬高膝。

⑤立定跳

當場高高的跳躍。抬高膝跳躍。

⑥用力踏地與跳俄羅斯舞

好像相撲選手高舉雙腿用力踏地似的，當場將膝朝左右交互抬高後著地。此外，水深及肩，按照跳俄羅斯舞（哥薩克舞）的要領，腳交互朝斜前方踢出。

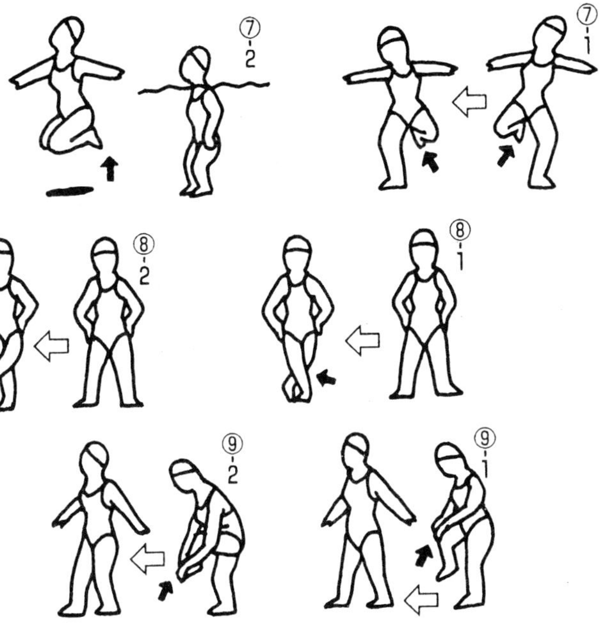

⑦側跑與腳底貼合

好像用腳跟碰臀部似的朝側面跑。此外，水深及肩，屈膝跳躍，讓雙腳的腳底貼合。

⑧腳交叉橫跨與踢水

單腳在另一腳的後方交叉橫跨。接下來，單腳在另一腳的前方交叉，朝斜前方踢出。

⑨扭轉身體碰觸腳

扭轉身體同時屈膝抬起單腿，用雙手依序碰觸膝、腳跟、腳尖。

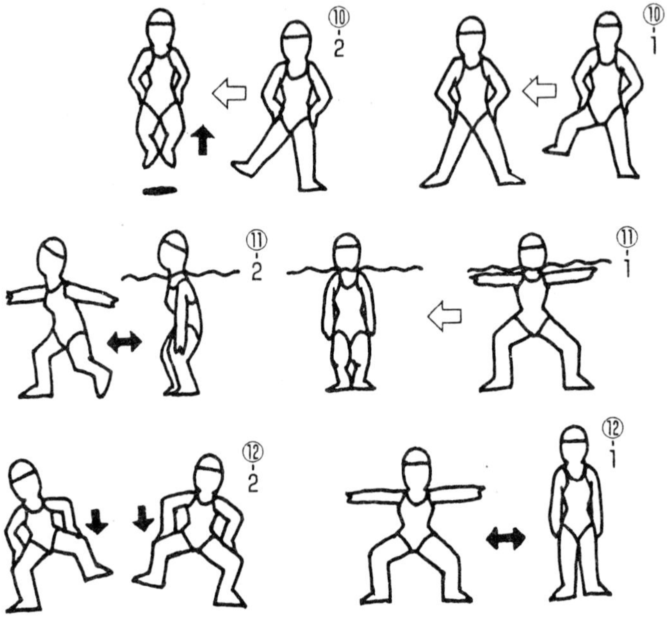

⑩當場側踏步與開閉雙腿跳躍

朝左邊大幅度跨出，跨出的腳好像踢池底似的恢復原先姿勢。接著朝右跨出，反覆這個動作。當場開閉雙腿跳躍。

⑪腿朝前後左右開閉

水深及肩，腿朝前後與左右開閉。

⑫以腳擦地的方式朝側面踏步、用力踏地

利用腳擦地的方式，朝左右踏步，配合用力踏地的動作。

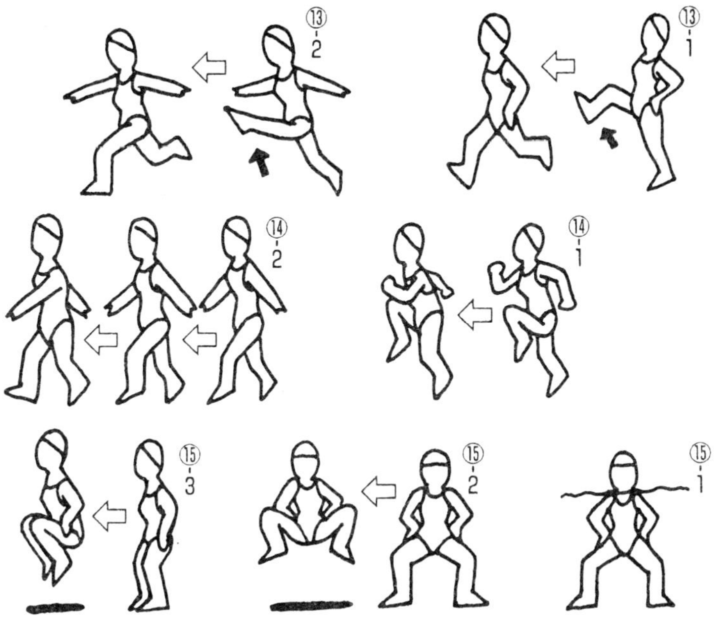

⑬跨欄與飛躍

放鬆重心腳的膝，抬高另一腳的大腿做跨欄動作，腳往前跨出，腳跟先著地前進。此外，想像往前方飛躍而出似的，大跨步往前踏出前進。

⑭抬高膝慢跑與踏步

屈膝，抬高大腿進行慢跑與踏步的動作前進。

⑮身體上下運動與開腳、閉腳抬腿跳躍

雙腳張開比肩寬稍寬，水深及肩，好像讓身體脫離水似的，將腳跟抬起放下。接下來，保持開腳或閉腳姿勢，進行抬腿跳躍的動作。

❹ 膝障礙者的運動課程

接下來介紹膝障礙者的課程重點。進行十五到二十分鐘。最初必須做暖身運動，結束時必須進行伸展運動，總計進行三十分鐘。有關各部分的時間分配，請參照後面的敘述。

①屈伸膝，腳跟抬起放下

雙腳張開比肩寬稍寬，進行屈伸膝的動作。同時，進行腳跟抬起放下的動作。

②走路（向前走、倒退走）

腳跟著地，用腳尖踢池底似的往前走。

此外，抬起大腿倒退走。

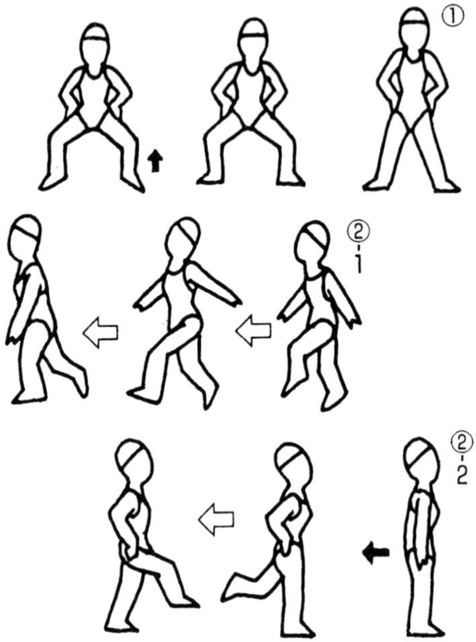

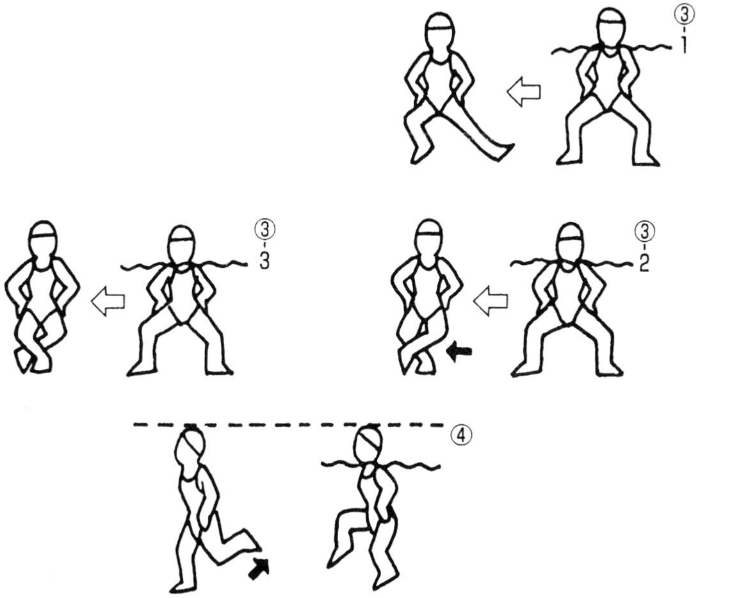

③走路（橫跨）

水深及肩，屈膝朝側面走。

此外，屈伸腳，大跨步朝側面跨出。橫跨時以腳交叉的方式走路。先往前交叉，再進行後交叉的動作。

④慢跑

水深及肩，膝往前抬起慢跑。一併進行腳跟往後踢出的動作。儘可能保持頭部穩定。

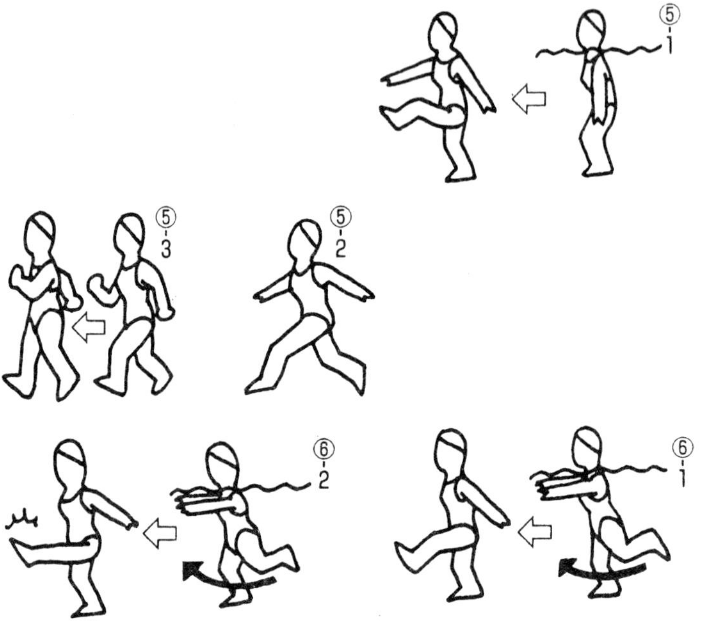

⑤慢動作跑步

水深及肩，好像跨欄似的跑步。大跨步同時快步跑步。確實進行動作。

⑥擺盪腿

水深及肩，屈膝，單腿由後往前踏出。踏出時要加入用腳背踢水的動作。

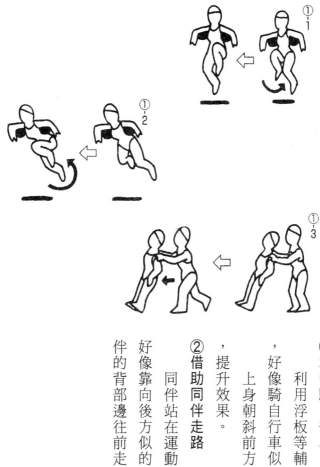

■利用輔助器具或和同伴一起進行的運動（膝篇）

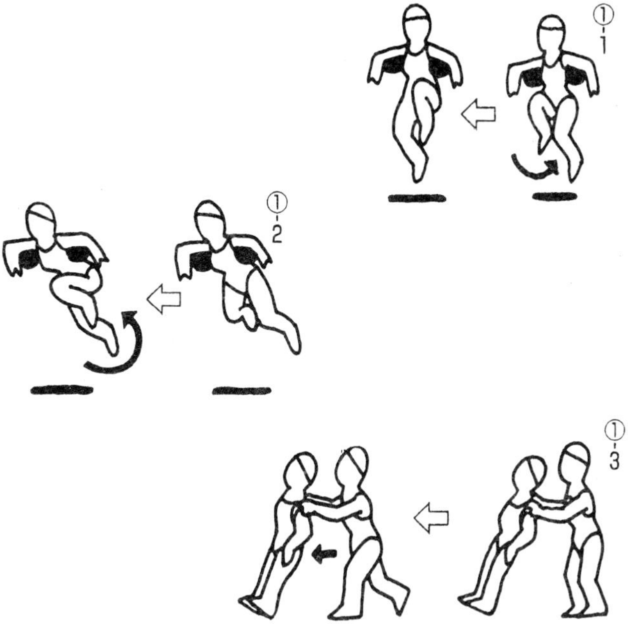

①水中騎自行車

利用浮板等輔助工具浮於水面，好像騎自行車似的前進。

上身朝斜前方躺可以提高負荷，提升效果。

②借助同伴走路

同伴站在運動者的前方，身體好像靠向後方似的。運動者邊推同伴的背部邊往前走。

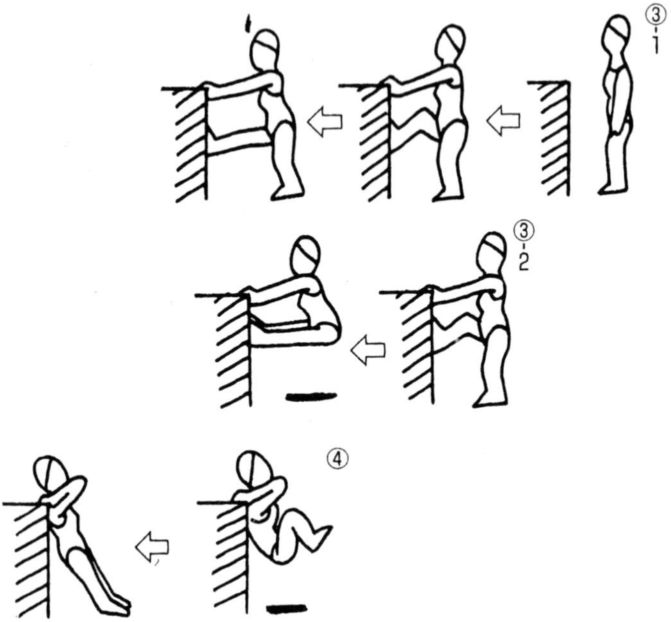

③伸展腳後側的運動

面對游泳池壁站立。雙手扶著游泳池邊，抬起單腳，腳底貼於牆壁伸展腳後側。雙腳同時貼於牆壁進行，則負荷更大。

④抬腿伸展運動

背部貼於游泳池壁，雙手扶著游泳池邊，將兩膝拉到胸前，接下來伸直雙腳碰到池底，同時臀部用力。

■膝障礙者課程的時間分配標準

先前介紹過膝障礙者的課程分爲三個部分，首先進行暖身運動五分鐘，接下來進行主要運動十五到二十分鐘，最後則利用牆壁進行伸展運動五分鐘，總計三十分鐘。

此外，進行利用牆壁的伸展運動之後，繼續讓身體浮於水中，或利用氣泡池等，也能使身體放鬆。

各部分時間分配標準

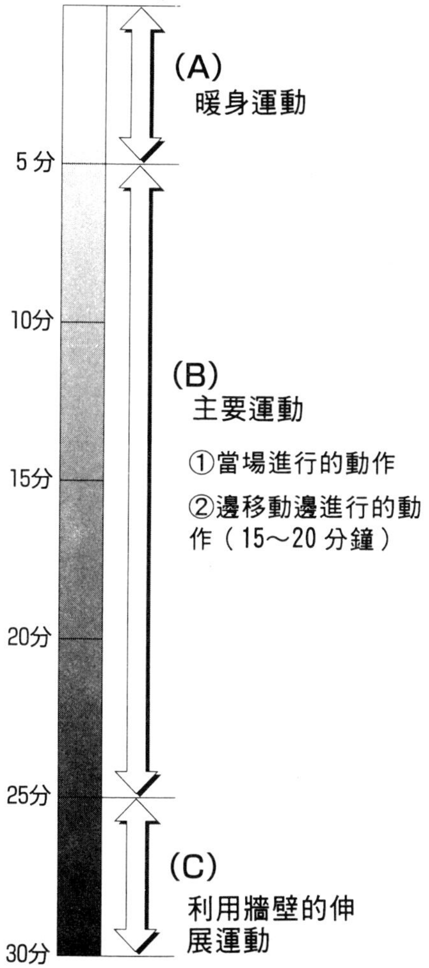

❺維持健康的運動課程

接下來介紹維持健康的課程。主要運動大約進行二十分鐘。包括運動前的暖身運動與結束後的伸展運動在內，總計進行三十分鐘。有關各部分的時間分配，請參照二〇八的敘述。

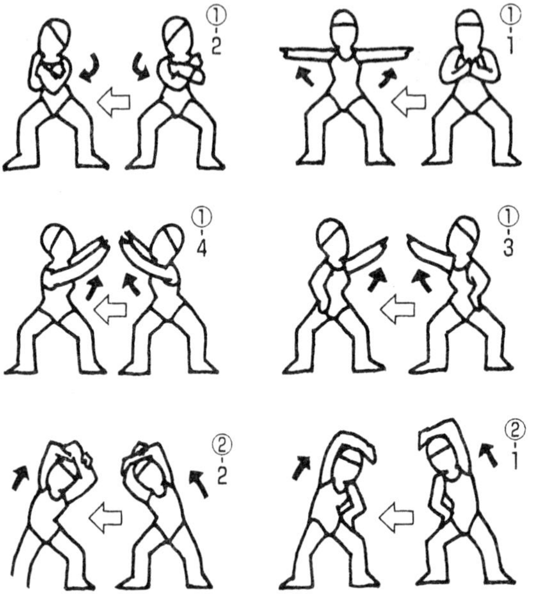

①深呼吸與扭轉身體

雙腳張開站立，雙臂併攏、張開，同時深呼吸。接下來手臂交疊，身體朝左右扭轉。或是單手叉腰，伸展另一手。或是雙手伸直朝上方擺動等，以這些方式扭轉身體。

②上身側倒

單手叉腰，另一手的手肘輕微彎曲伸向上方，身體朝側面倒。接下來兩手肘同時彎曲到頭上交疊，身體朝側面倒。

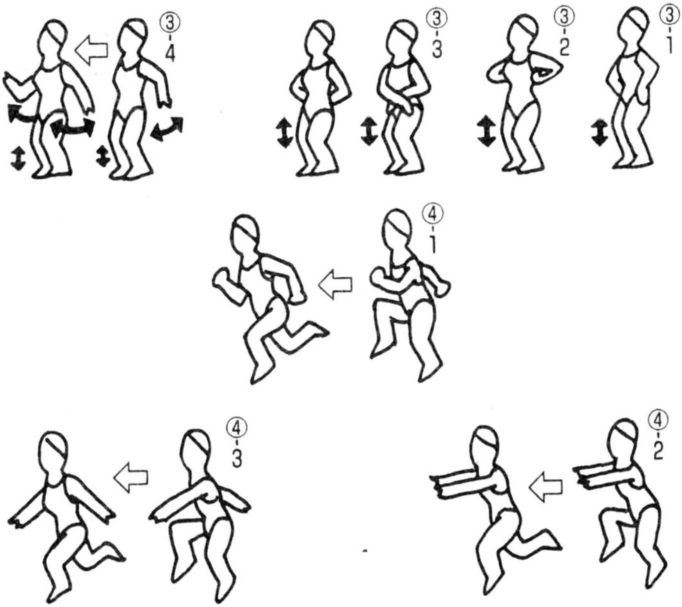

③膝的屈伸變化

雙手叉腰，進行膝的屈伸運動。接下來手肘在體側靠攏，利用手臂與側腹夾水似的進行膝的屈伸運動。

接下來手臂在身體前後交叉，彎曲、擺動單膝或雙膝，屈伸膝。

④慢跑

膝伸向前方，腳跟朝後踢的慢跑動作。手肘彎曲朝前後擺動。

接下來進行雙手或單手將水往前推的動作，同時伸直手臂朝前後擺動。

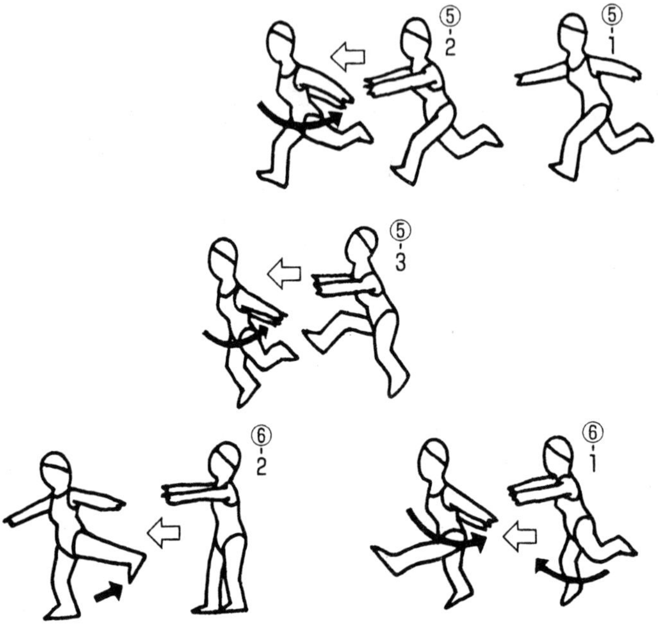

⑤慢動作跑步

一步一步確實進行大跨步動作，慢慢的跑。單手好像分別伸向遠方似的。或用雙手撥水跑步，或以往前飛躍而出似的方式跑步。

⑥擺動腳

利用雙臂的力量屈膝，單腿由後往前踢。

此外，擺動手臂同時腿朝側面踢出。膝與腳尖必須朝向前方。

■利用輔助器具或和同伴一起進行的運動（維持健康篇）

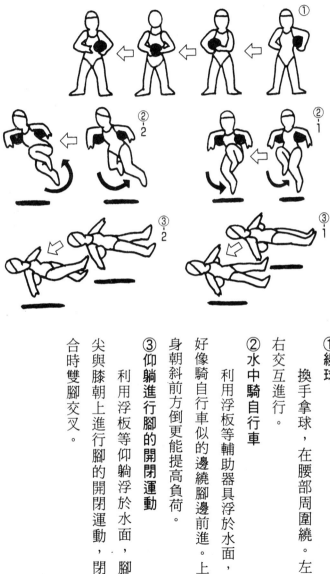

①繞球

換手拿球，在腰部周圍繞。左右交互進行。

②水中騎自行車

利用浮板等輔助器具浮於水面，好像騎自行車似的邊繞腳邊前進。上身朝斜前方倒更能提高負荷。

③仰躺進行腳的開閉運動

利用浮板等仰躺浮於水面，腳尖與膝朝上進行腳的開閉運動，閉合時雙腳交叉。

■維持健康課程的時間分配標準

與膝障礙者的課程同樣，維持健康課程的運動也分爲三個部分。首先進行暖身運動（水中漫步或伸展運動）五分鐘，然後進行主要運動十五到二十分鐘，最後利用牆壁做伸展運動五分鐘，總計進行三十分鐘。

做完利用牆壁的伸展運動之後，可以讓身體浮於水中，或利用氣泡池等放鬆身體。

各部分時間分配標準

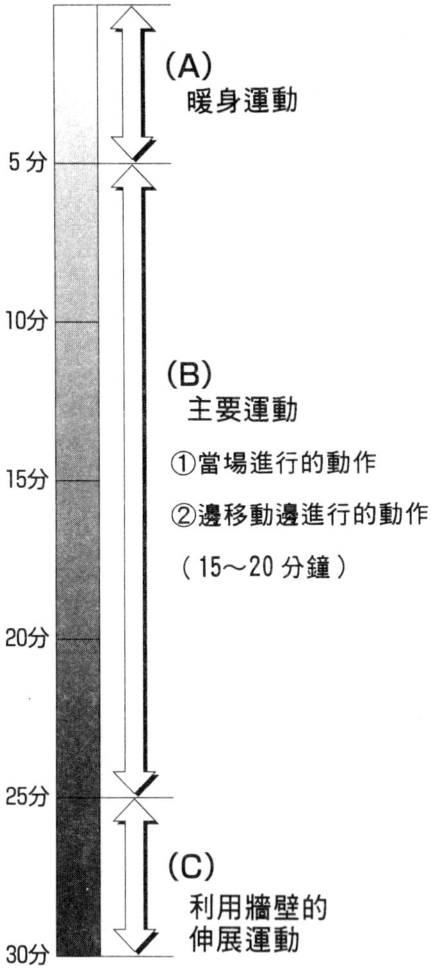

❻ 水中伸展運動

各課程前後進行的水中伸展運動課程，可以利用游泳池邊好好的伸展身體各部位。

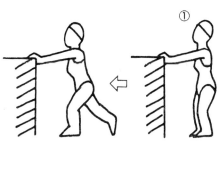

①

②

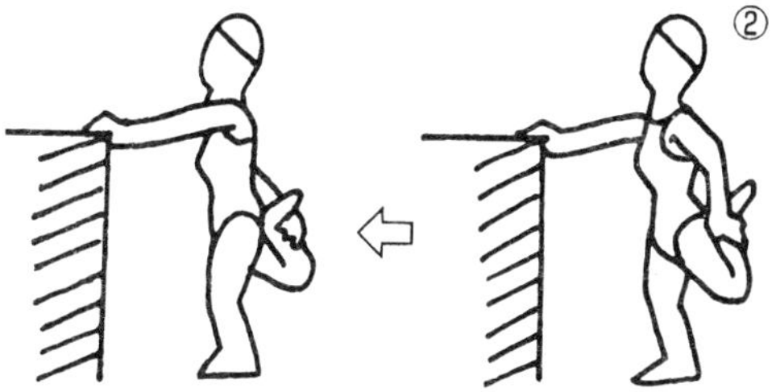

①小腿肚

雙手扶著游泳池邊，單腳筆直往後拉。腳跟著地，身體往前傾，伸展小腿肚。左右交互進行。

②大腿前側、腳背

單手扶著游泳池邊，另一手握住同側的腳脖子，屈膝，讓腳跟靠近臀部，伸展大腿前側與腳背。左右交互進行。

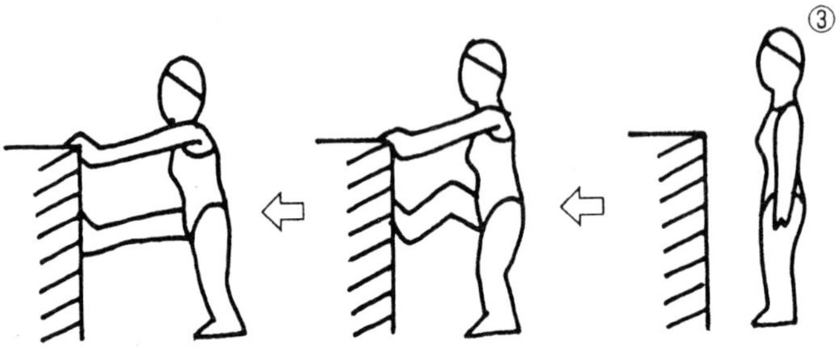

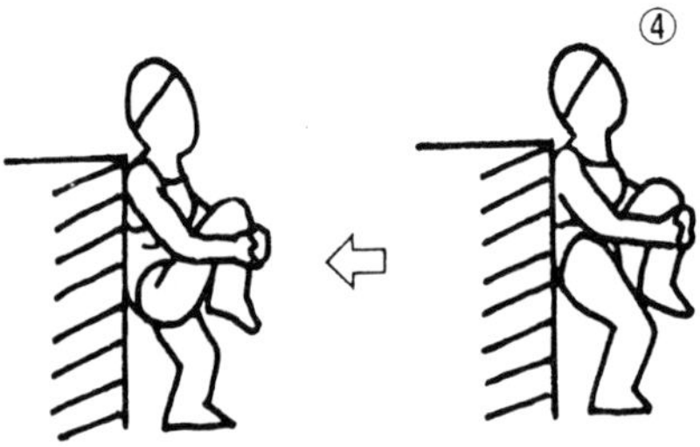

③腳的後側、背部

面對游泳池壁後退一步站立。

雙手扶著游泳池邊，單腳貼於游泳池壁伸展膝。臀部往後拉。左右交互進行。

④腰與臀部

背部貼於游泳池壁，水深及胸。雙手抱住單側的膝拉向胸前。左右交互進行。

⑤

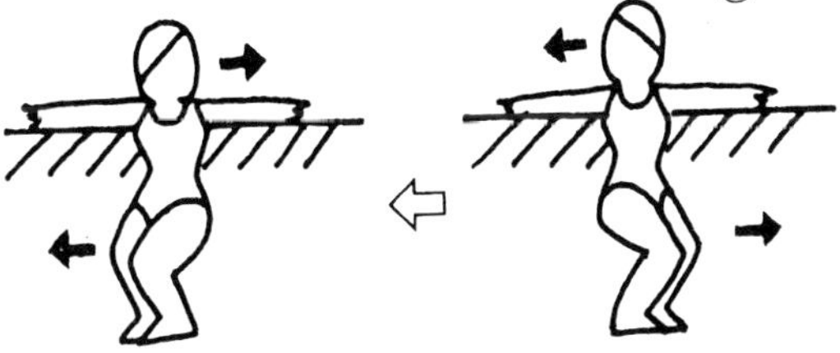

⑥

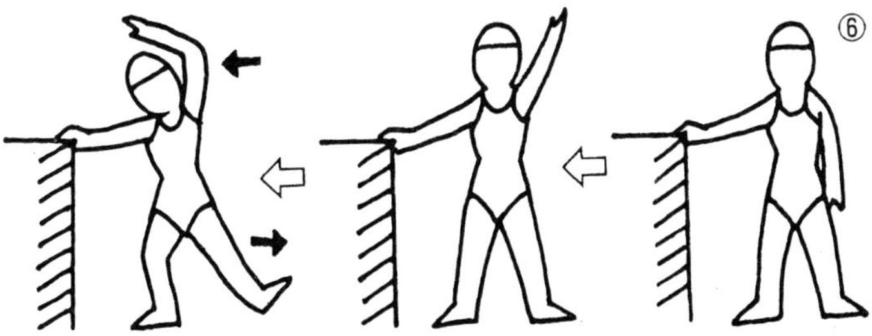

⑤腰部

背部貼於游泳池壁，雙手扶著游泳池邊。

雙腳併攏慢慢往左右倒，臉朝向腳的相反方向。

⑥體側

側對游泳池壁站立。單手扶著游泳池邊，另一手朝頭的斜上方伸出，伸展與牆壁相反方向的體側。單腳自然張開。

肩膀不要碰到耳朵，放鬆肩膀的力量。左右交互進行。

⑦

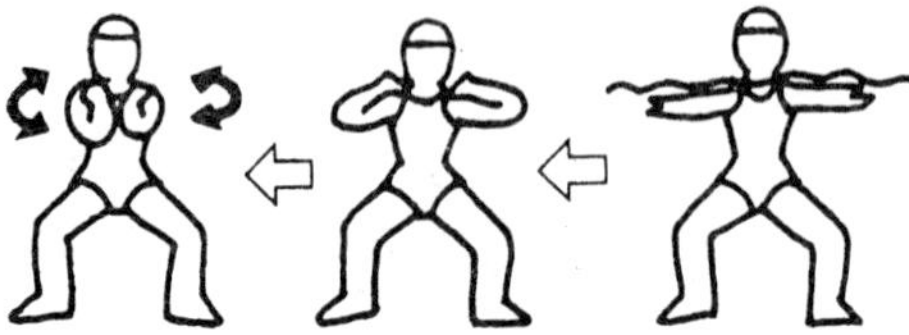

⑧-1

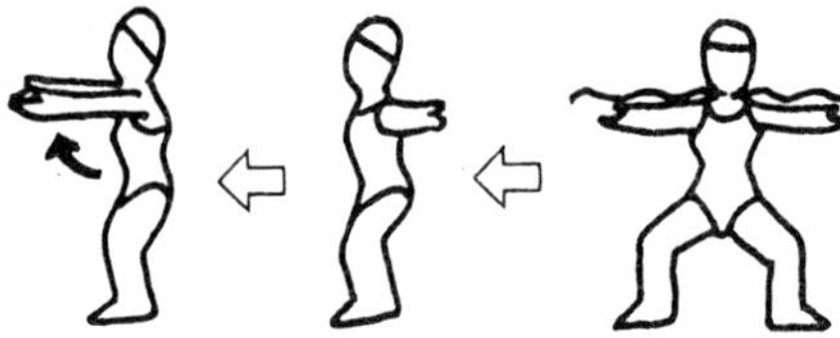

⑧-2

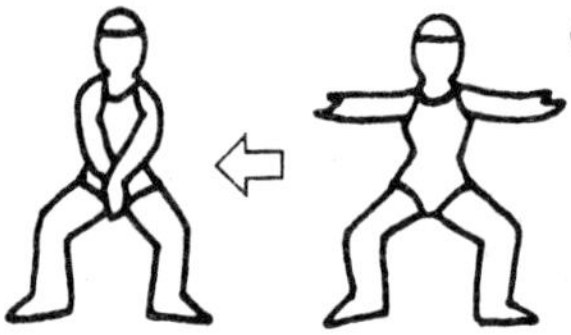

⑦肩膀周圍

彎曲手肘，雙手置於肩上。由後往前或由前往後慢慢的繞肩膀周圍。

⑧深呼吸

最後進行深呼吸。腳尖稍微朝向外側，雙腳張開比肩寬稍寬站立，屈膝，連肩膀都泡在水中。

手掌往上，手臂往前伸時吸氣，同時雙臂慢慢朝側面打開。打開之後手掌朝下時吐氣，同時雙臂慢慢朝身體前方併攏。

结語　享受水中漫步之樂

享受更快樂的運動。
在游泳池度過充實的時光。
為了擁有豐富、健康的未來，
務必記住接下來介紹的技巧

進行水中漫步之前，首先必須調查設施與教練的素質，做為選擇游泳教室的標準。

1 找尋適合的游泳池！

◆設施分辨法

爲了創造自己的健康而前往游泳池時，主要當然不是考慮是否舒服。不過，如果游泳池的設施讓人覺得不舒服，恐怕無法將運動變成日常生活習慣。

因此，找尋長久持續利用的好游泳池的重點是什麼呢？首先請參考下列四項基本檢查重點。

一、由住家前往游泳池非常方便
二、可以在自己想利用的時間加以利用
三、游泳池的水深為一一〇公分左右
四、水溫約三十度

其次探討游泳教室的好壞。只要看水就可以了解這一點。如果管理完善，當然就能夠保持乾淨的水池。

經常注意水質的游泳教室，不僅在衛生方面，在指導與其他方面也都會充分考慮。

選出游泳池的時候，有些人只注意建築物的外觀。但是，建築物是否漂亮完全是新舊的問題。光看這一點無法了解經營的態度。

不要執著於建築物外觀的新舊、美醜，應該爲自己找尋一個能夠充分運動的游泳池。根據水質判斷「是否能待在那裏」，同時，注意更衣室等場所是否乾淨，以此做爲判斷的標準。

判斷設施的重點，還包括游泳池邊是否寬廣等。

尤其中高年齡層，如果長時間進入游泳池，身體容易發冷。因此，可能會中途離開游泳池，所以需要一個讓身體休息的場所。最好選擇游泳池與游泳池邊的比例相同的場所。

此外，是否有渦流池、氣泡池、三溫暖等附帶設施也很重要。

三溫暖或渦流池是在進行游泳運動之後，使身體溫暖、心情愉快的場所。如果爲了創造健康而利用游泳池，則應該儘可能找尋這些完善的設施。

◆分辨指導者的方法

前往游泳教室進行水中漫步的另一項重點，就是教練是否優秀。

每一百名會員至少需要一位教練。也就是說，如果游泳教室有三千名會員，就需要三十位教練。觀察教練的能力也很重要。

前往游泳教室的人可分爲三種形態。

第一種是希望教練教導型。如果沒有教練在旁指導，就會覺得不安。當教練在旁指導時，就會拼命努力練習。

第二種是無所謂型。教練指導或不指導都可以，表現無所謂的態度。

第三種就是「請你不要管我」型。也就是說，不需要教練指導，希望自由活動的人。

對於各種形態的會員都具有指導力、擁有指導技巧的教練，才是理想的選擇。

前往游泳教室時，可以事先觀摩，如果看到會員們都很快樂的參加游泳班，表示沒有問題。此外，加入運動俱樂部前，必須先確認收費方式，大致可分爲年會費與月會費制。採用月會費制時，可以先觀察一個月的情形，如果覺得不適合就要找尋其他游泳池。

參加游泳教室的水中漫步課程時，應該選擇一週安排兩次以上課程的班級。

先前敘述過，爲了創造健康而進行的水中漫步，一週至少要進行兩次。

選擇游泳教室或運動俱樂部時，必須從軟體（班級內容、教練的品質）與硬體（設施）兩方面來探討。因此，課程內容是否充實、是否適合自己的目的、設施是否安全、舒適等，都是考慮的重點。

前往游泳池觀摩時，必須檢查與自己同年齡的利用者是否很多。選擇能夠結交朋友的場所。只要有同伴，就會覺得前往游泳池是非常快樂的事情。如此才會充滿幹勁而長期持續前往。

想要長期、快樂的持續水中漫步，必須經常注意自己的健康，找到好同伴也是重點。

2 利用水中漫步享受舒適的生活！

◆檢查當天的健康

基於健康因素而想將水中漫步納入日常生活中的人，為了預防萬一，一定要先接受健康診斷。此外，因為生病而接受治療的人，一定要先和主治醫生商量，判斷是否能夠運動。

進行水中漫步時，務必自己診斷、記錄當天的身體狀況，這點非常重要。尤其運動前後必須測量與記錄體重、脈搏跳動次數、血壓、身體狀況等，才能了解健康狀態的變化。同時，更能客觀的掌握自己的健康。

此外，因為血壓下降或體重減輕等，由數字的變化可以了解身體的變化，這對於產生幹勁而言也非常重要。幾乎所有游泳教室都為會員準備體重、脈搏、血壓計等設備。自己應該製作檢查用筆記本等，隨時記

游泳自行診斷用檢查表

次數	月日	練習前的檢查				練習後的檢查				游泳距離	備註
		體重 kg	脈搏跳動次數	血壓（最高）（最低）	體調	體重 kg	脈搏跳動次數	血壓（最高）（最低）	體調		
1			/分		＋ ± －		/分		＋ ± －		
2			/分		＋ ± －		/分		＋ ± －		
3			/分		＋ ± －		/分		＋ ± －		
4			/分		＋ ± －		/分		＋ ± －		
5			/分		＋ ± －		/分		＋ ± －		

健康檢查筆記本（例）

錄狀況。

此外，也要填入當天的運動量。這些資料可以做爲了解課程的重點。習慣後可以配合當天的身體狀況，自行組合課程。

如果能夠把握身體狀況與運動量，就能使人生更加豐富。

◆遵守禮儀

游泳池是許多人共同使用的場所，爲了讓他人也能愉快的利用，必須遵守一定的禮儀。

雖說這些都是基本常識，但是，游泳池和平常的生活空間不同，因此要另外考慮。尤其是一些平常忽視的地方，請參考下列的敘述，再次確認自己的使用方法。

一、游泳前要剪指甲

許多人在同一個班級中同時運動時，如果有會員的指甲過長，做動作時可能會刮傷他人。此外，戒指等飾品基於同樣的理由，有時也非常危險，因此，一定要拿掉飾品後再進入游泳池。

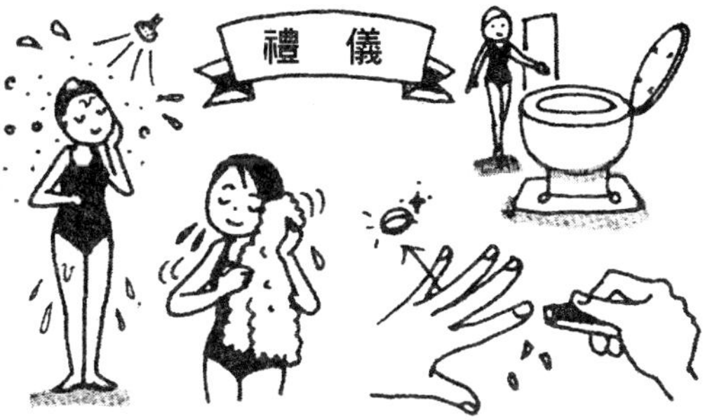

二、進入游泳池前先上廁所

爲了保持清潔的環境，這點非常重要。

三、進入游泳池前先淋浴清洗身體

除了管理者進行維持水質的工作之外，爲了避免池水骯髒，游泳池利用者共同創造舒適的環境，下水前充分淋浴是不可或缺的禮儀。此外，事先淋浴也可以防止突然進入水中對心臟造成的衝擊。

四、離開游泳池後要擦乾身體

從游泳池上岸之後，前往更衣室之前，一定要先擦乾身體，避免弄濕通道與更衣室的地面。潮濕的地面容易使人滑跤，成爲受傷的原因。

這些都是應當注意的事情。如果所有人都能多加留心，就能使游泳池變成一個舒適、快樂的場所。

◆持續運動的工夫

雖然心想「到游泳池去吧」，但是不少人只有三分鐘熱度，無法持續下去。好不容易提起幹勁，卻因爲無效而停止運動，那就沒有任何意義了。想要創造健康，如何持續進行水中運動才是重點。

爲了持續前往游泳池創造健康，祕訣是訂立目標。例如，以消除肥胖爲目的的人，必須事先訂立幾個月後要減輕幾公斤體重等具體的目標。例如，訂立減輕十公斤的目標。

但是，快速減輕體重的目標過於勉強，無法立刻達成，結果就可能放棄。因此，可以設定兩年內減輕十公斤，一年減輕五公斤的目標。將目標細分化而運動，這才是有效的方法。

此外，如果每次都能達成預定的運動課程，就能享受喜悅而願意繼續運動。因此，最初就從簡單的運動開始，達成後再向新的運動挑戰。

第一天只要在水中步行二十五公尺，輕易達成後再向五十公尺挑戰，接下來挑戰更大的目標。每個動作也能設定目標，例如，大跨步走分為不同大小的步幅，第一天只要稍微打開步幅，隔天可以張開更多。以這種方式逐漸提高目標。

為了創造健康的身體，除了運動之外，人與人之間的交流也很重要。利用溝通能夠掌握訓練法與維持健康的重要情報，同時也能愉快的接受訓練。

與其說是接受訓練，還不如說是與同伴聊天打發時間，這對於精神衛生而言更好。能夠「祖裎相見」的水中漫步的確深具魅力。對於因為工作而疏於結交同伴的人而言，這是最適合的運動。利用這個機會擴大交友圈，一定能使你擁有健康的身體，同時心情也會變得更加年輕。

✦體驗談✦

忘記家中事情的快樂時光

腳脖子扭傷後，為了復健以及強化腳和膝、減輕體重等目的，開始進行水中漫步。在水中就不必擔心腳脖子疼痛的問題，可以充分活動身體，真是太好了。

一個半小時課程的快樂時光中，可以充分放鬆身心，可說是快樂的自我休閒時間。

（小林靜子・六十五歲）

後記

自從一九七五年的大宮本校誕生以來，二十五年來日本北關東地區已經創立了三十七個游泳教室，總計有五十萬人前來親近水。

自從社會掀起健康旋風之後，一些游泳教室不僅有孩子，連大人或是不會游泳、對游泳敬而遠之的人，都開始活用游泳池了。

這次接受出版社的邀請出版本書，就是希望將我長年培養的技巧與資料與讀者分享，希望對各位有所幫助。

本書是由研究水中運動的先驅、筑波大學的野村武男教授主編。除了想要實踐水中漫步的人之外，以創造健康為目標的人也可以將本書當成工具書。

本書的發行，得到各界人士的鼎力相助，在此深致感謝之意。

編　者

北關東伊特曼游泳教室集團

代表　秋山　惇

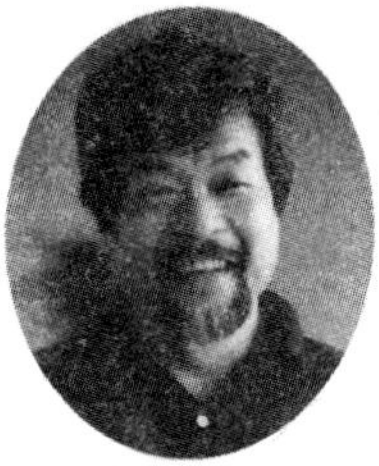

【主編簡介】

野村武男

1944年　出身於日本愛知縣。

1966年　畢業於東京教育大學體育學部。在菲律賓大學擔任國際隊（參加墨西哥的奧運選手)教練。

1974年　前往美國威斯康辛大學研究所留學。

1983年　任職日本文部省在外研究員，在美國印地安那大學體育學部進行有關「游泳訓練方法開發」的研究工作。

1993年　成為日本外務省國際交流基金研究員，進行泰國國際運動學校開校的選手挖掘系統的指導工作。

1996年　擔任日本文部省學術振興會尖端據點學術研究員，在西德吉森大學醫學部進行有關：ⓐ高齡者使用水創造健康的處方、ⓑ防止臥病在床的水治療相關研究。現任 日本筑波大學體育系教授。

基於日本文部省的請求，找尋迎向高齡化社會的因應對策，包括整形醫學的觀點在內，進行有關中高年齡層研究的運動療法，發表先驅的課程。目前全日本各主要設施都採用他的標準課程。

以水中生理學為主，探討運動與攝取營養的關係，以及使用水的身心運動，從積極與消極兩方面加以研究，完成中高年齡者的健康處方。同時，也出任筑波大學競泳部教練，負責指導、培養頂尖游泳好手。

成為建立水中運動、溫浴效果等相關研究基礎的先驅，備受世人注目。

著書包括『新水中健康術』、『水中健康法』、『水中健康法手冊』等。

法律專欄連載・大展編號 58

台大法學院　法律學系／策劃
法律服務社／編著

1. 別讓您的權利睡著了(1)		200 元
2. 別讓您的權利睡著了(2)		200 元

・生活廣場・品冠編號 61・

1. 366 天誕生星	李芳黛譯	280 元
2. 366 天誕生花與誕生石	李芳黛譯	280 元
3. 科學命相	淺野八郎著	220 元
4. 已知的他界科學	陳蒼杰譯	220 元
5. 開拓未來的他界科學	陳蒼杰譯	220 元
6. 世紀末變態心理犯罪檔案	沈永嘉譯	240 元
7. 366 天開運年鑑	林廷宇編著	230 元
8. 色彩學與你	野村順一著	230 元
9. 科學手相	淺野八郎著	230 元
10. 你也能成為戀愛高手	柯富陽編著	220 元
11. 血型與十二星座	許淑瑛編著	230 元
12. 動物測驗—人性現形	淺野八郎著	200 元
13. 愛情、幸福完全自測	淺野八郎著	200 元
14. 輕鬆攻佔女性	趙奕世編著	230 元
15. 解讀命運密碼	郭宗德著	200 元
16. 由客家了解亞洲	高木桂藏著	220 元

・女醫師系列・品冠編號 62

1. 子宮內膜症	國府田清子著	200 元
2. 子宮肌瘤	黑島淳子著	200 元
3. 上班女性的壓力症候群	池下育子著	200 元
4. 漏尿、尿失禁	中田真木著	200 元
5. 高齡生產	大鷹美子著	200 元
6. 子宮癌	上坊敏子著	200 元

7. 避孕	早乙女智子著	200 元
8. 不孕症	中村春根著	200 元
9. 生理痛與生理不順	堀口雅子著	200 元
10. 更年期	野末悅子著	200 元

・傳統民俗療法・品冠編號 63

1. 神奇刀療法	潘文雄著	200 元
2. 神奇拍打療法	安在峰著	200 元
3. 神奇拔罐療法	安在峰著	200 元
4. 神奇艾灸療法	安在峰著	200 元
5. 神奇貼敷療法	安在峰著	200 元
6. 神奇薰洗療法	安在峰著	200 元
7. 神奇耳穴療法	安在峰著	200 元
8. 神奇指針療法	安在峰著	200 元
9. 神奇藥酒療法	安在峰著	200 元
10. 神奇藥茶療法	安在峰著	200 元

・彩色圖解保健・品冠編號 64

1. 瘦身	主婦之友社	300 元
2. 腰痛	主婦之友社	300 元
3. 肩膀痠痛	主婦之友社	300 元
4. 腰、膝、腳的疼痛	主婦之友社	300 元
5. 壓力、精神疲勞	主婦之友社	300 元
6. 眼睛疲勞、視力減退	主婦之友社	300 元

・心 想 事 成・品冠編號 65

1. 魔法愛情點心	結城莫拉著	120 元
2. 可愛手工飾品	結城莫拉著	120 元
3. 可愛打扮 & 髮型	結城莫拉著	120 元
4. 撲克牌算命	結城莫拉著	120 元

・少年偵探・品冠編號 66

1. 怪盜二十面相	江戶川亂步著	特價 189 元
2. 少年偵探團	江戶川亂步著	特價 189 元
3. 妖怪博士	江戶川亂步著	特價 189 元
4. 大金塊	江戶川亂步著	特價 230 元
5. 青銅魔人	江戶川亂步著	特價 230 元
6. 地底偵探王	江戶川亂步著	
7. 透明怪人	江戶川亂步著	

國家圖書館出版品預行編目資料

水中漫步健康法／北關東伊特曼游泳教室集團編著；野村武男主編；劉小惠譯
－初版－臺北市，大展，民 91
面；21 公分－（家庭醫學保健；72）
ISBN 957-468-114-9（平裝）
1. 運動與健康
411.71　　90020413

SUICHU WALKING KENKOHO
Text by Takeo Nomura

Original Japanese edition published by KODANSHA LTD., Tokyo
Chinese (Original complex character) translation rights arranged with KODANSHA LTD. through KEIO CULTURAL ENTERPRISE CO., LTD.

水中漫步健康法

ISBN 957-468-114-9

編　　著／北關東伊特曼游泳教室集團
主　　編／野村武男
譯　　者／劉小惠
發 行 人／蔡森明
出 版 者／大展出版社有限公司
社　　址／台北市北投區（石牌）致遠一路 2 段 12 巷 1 號
電　　話／(02) 28236031・28236033・28233123
傳　　真／(02) 28272069
郵政劃撥／01669551
E-mail／dah-jaan@ms9.tisnet.net.tw
登 記 證／局版臺業字第 2171 號
承 印 者／國順圖書印刷公司
裝　　訂／嶸興裝訂有限公司
排 版 者／千兵企業有限公司
初版 1 刷／2002 年（民 91 年） 1 月

定　價／220 元

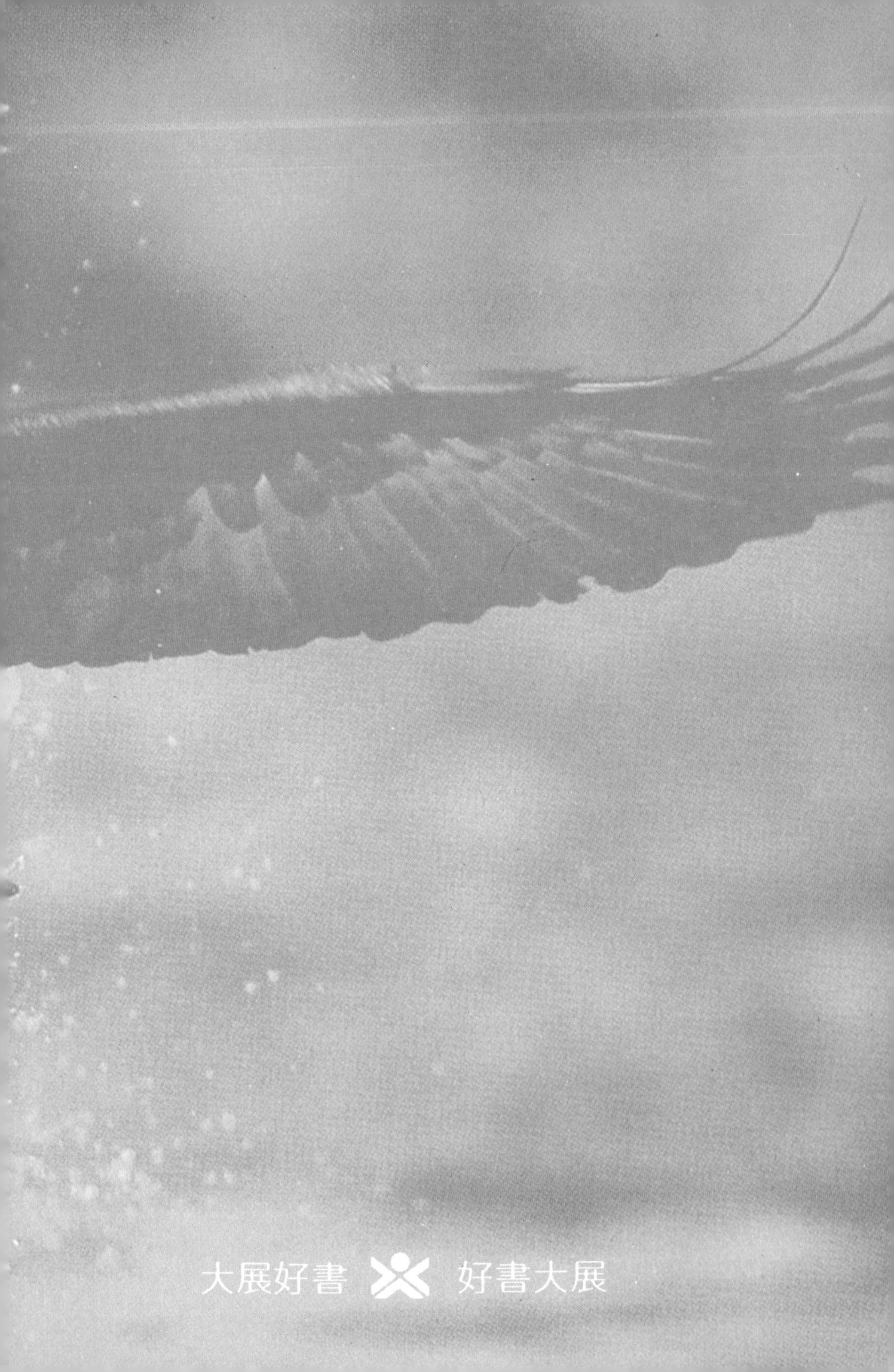
大展好書
好書大展

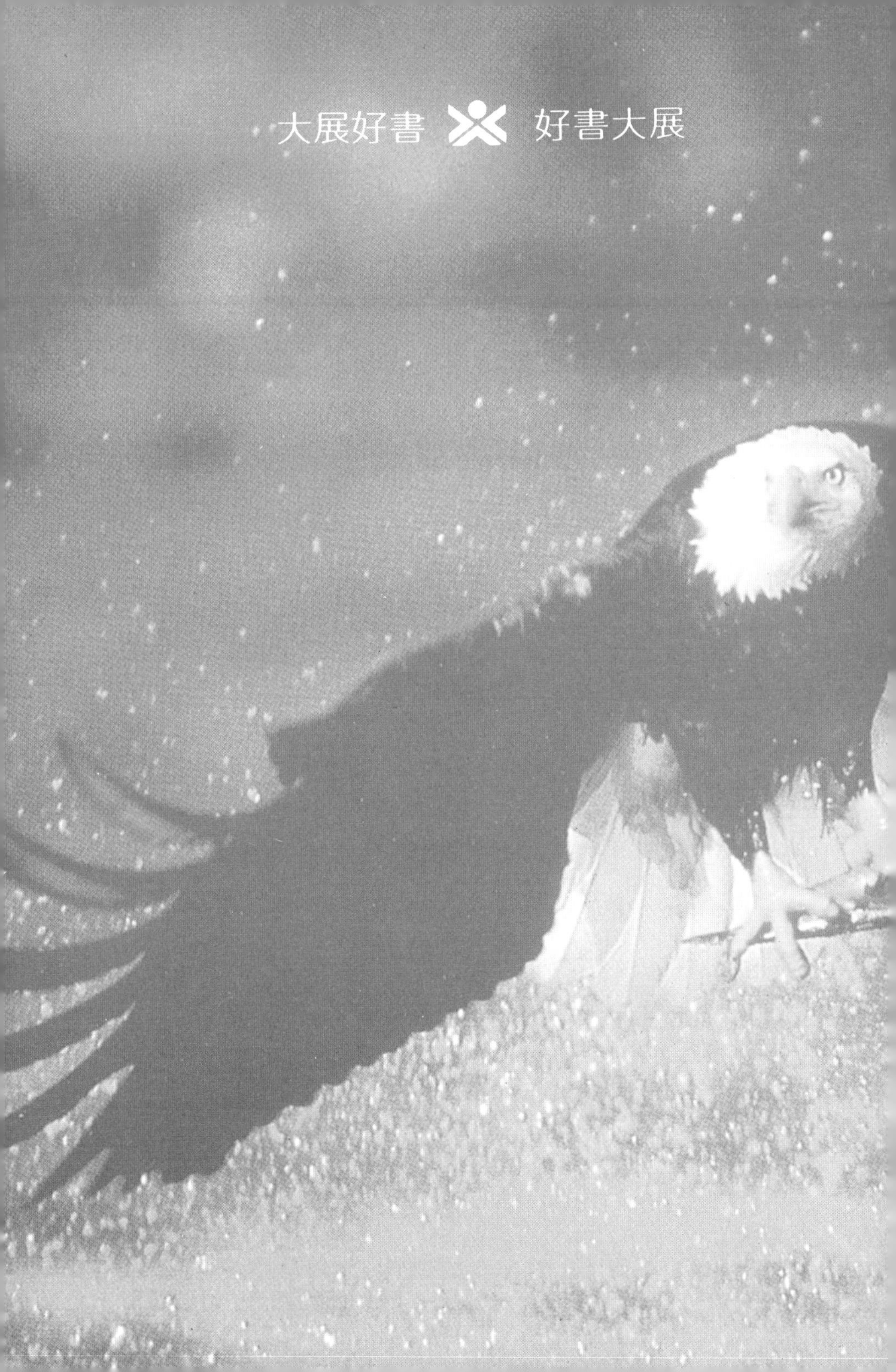
大展好書 好書大展